JN091090

Planning & Execution
P&E DIRECTIONS

株式会社ピー・アンド・イー・ディレクションズ 編著

変貌する ヘルスケア 業界

あらゆる企業がヘルスケア事業者に

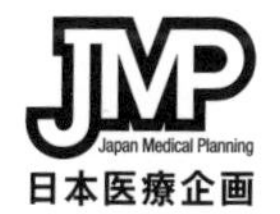

日本医療企画

まえがき

COVID-19が猛威を振るい、2020年以降、我々の生活は大きく変わった。人やモノの往来が制限され、経済活動は停滞した。マクロでみると世界中の国々の経済成長率は低迷。ミクロでみても企業の業績は悪化し、大きく影響を受けた観光業・飲食業の倒産や解雇も社会問題化した。一方で、コロナ禍を追い風と捉える企業もあった。医薬やIT関連企業は業績が好調で、連日株価を更新する企業も現れた。政府も重い腰を上げ、コロナ対応をきっかけとしたDXを加速する方針である。すべての個人と企業、さらには官学セクターも含めて、当たり前が当たり前でなくなることを痛感し、「健康」「生命」の重要さを改めて認識させられた。

弊社は、独立系コンサルティング会社で、2001年の創業から約20年間、大企業から新興企業まで対応する“成長請負人”として事業の成長に関わるあらゆる課題の解決を支援してきた。コロナ禍においても、「既存事業をコロナ禍にフィットするように変革していきたい」、「この機を生かしてさらに事業の成長を加速させていきたい」、「ポストコロナを見据えて今から新規事業を立ち上げたい」など多くの相談が寄せられている。

既存事業の変革戦略を考える、新規事業に進出するためのM&A戦略を考える、などの支援をクライアントと共に取り組む中で、弊社のコンサルタントは、「これからのビジネスは、ヘルスケアとは切っても切れない関係になる」、「すべての企業がヘルスケア事業者になっていくのではないか」と共通する考えを持つに至った。ここで言う「ヘルスケア」とは医療や医薬といった狭義のものではなく、健康や体調管理といった医療行為以外の要素を含む、より広義の世界を指している点は予め断っておきたい。すべての企業がヘルスケア事業者になるのであれば、我々もコンサルタントとしてヘルスケアに正面から向き合わなければならない。そのような想いから、日々のコンサルティングで培った知見・経験、それぞれのコンサルタントが持つアイデアを持ち寄り、結晶化したのが本書である。

本書の読者として想定しているのは、ヘルスケア業界に関心を持つすべての企業・企業人は当然のこと、ヘルスケアと関係がない、または興味がないと考えている方々だ。「すべての企業がヘルスケア事業者になる」というコンセプトに照らし合わせてみると、後者の方が、ターゲットとしてより相応しいと考えている。

ヘルスケアという切り口で、日本国内だけでなく世界中の企業に目を向け、業界で一体何が起きているのか、何が起ころうとしているのか、ヘルスケアに関係ないと思われる企業にとってどのようなインパクト・意味合いがあるのかについて、わかりやすく理解できるようにコンサルタントの目線でフレームワーク化を目指した。また、抽象論で終わらないよう具体的な個社レベルでの動向にも言及している。

本書は、現場の第一線でクライアントを支援しているコンサルタント達が、それぞれの専門や関心の高い領域に沿って、手分けをして執筆した。普段のクライアントとの会話やコンサルタントの実戦で培われた知見やアイデアを元にしており、実践的で手触り感のある内容になるよう努めた。

本書は、大きく4部で構成されている。

第1部では、世界で起きているヘルスケア業界の大きな環境変化、その変化を引き起こしているドライバー（要因）について言及している。「すべての企業がヘルスケア事業者になる」という考えの背景について、マクロ的視点からアプローチを試みた。

第2部では、足元の日本国内で起きているヘルスケア・ビジネスの変化について言及している。従来、日本では古い法規制のもとヘルスケア・ビジネスの発展が阻害されてきたが、徐々にその規制が緩和され、変化の兆しが見え始めた。ヘルスケアの価値提供のあり方やビジネスモデルの変化などを考察し、ヘルスケア企業、非ヘルスケア企業の双方におけるビジネス機会、可能性について解説している。

第3部では、海外のヘルスケアについて言及した。弊社は米国、中国、

ASEAN（タイ）でも事業を展開しており、現地に駐在する弊社スタッフが、国ごとのヘルスケアの現状をまとめている。タイについては、現在タイ政府に勤務しているタイ人の元弊社コンサルタントが自ら日本語で書き上げた。国単位でのヘルスケアの進展度や役割などの違いがグローバルな視点で俯瞰できるよう試みている。

第4部では、ケーススタディを通じて、ヘルスケア事業の開発に向けて弊社からの提言を行っている。第3部までで、国内外の「ヘルスケア」という領域に大きなビジネス機会があるということ、その波に乗ることができれば成長できるということについて解説した。本書の締めとして、具体的にヘルスケア事業者へと到る道筋を考えられるよう、複数の事例から多面的な考察を行った。

なお、現在はまだまだ変化の過渡期にあり、足元のコロナ禍での状況・政策変更も含め、本書で言及した事象や企業について、非常に流動的である点、本書が読者の手元に届く頃に状況が変化している可能性がある点についてはご容赦いただきたい。

弊社の社名にはPlanning（計画）とExecution（実行）というワードが含まれており、“計画だけでなく実行しなければ意味がない”ということを、ことあるごとに提言している。本書を読めば、「すべての企業がヘルスケア事業者になる」ことの理由とその可能性について理解していただけるはずだ。理解に留まらず「実行しなければ意味がない」というP&E流の考え方に沿って、「自分だったら、自社だったら、どう実行すればよいか」という視点でヘルスケアについて考えるきっかけにしていただきたい。

2021年4月

株式会社ピー・アンド・イー・ディレクションズ
代表取締役
島田 直樹

CONTENTS

第2部 変革を迫られる日本のヘルスケア事業

第1部

ヘルスケア産業に迫る地殻変動の足音

第1部 ヘルスケア産業に迫る地殻変動の足音

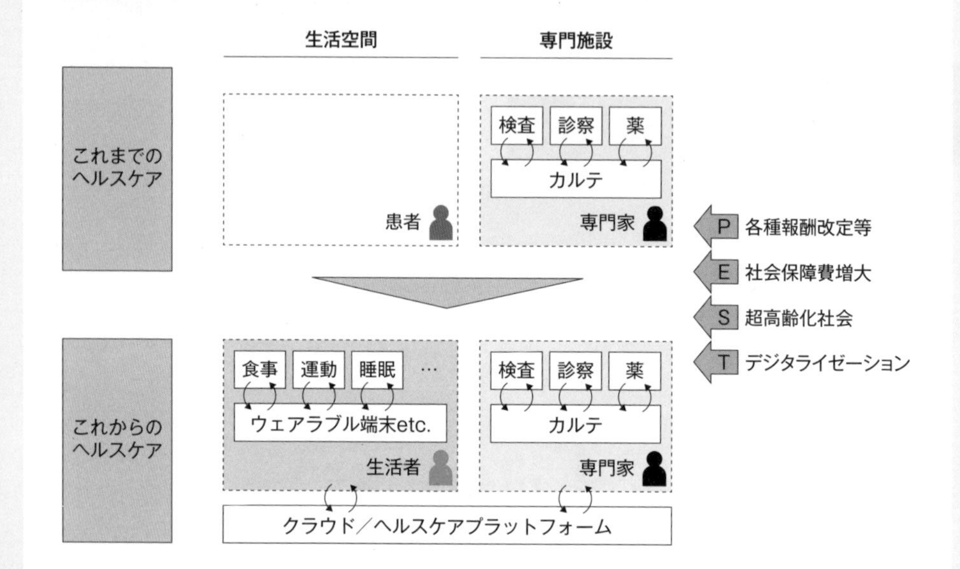

第１部では、ヘルスケア業界を取り巻く事業環境として大きく変化している「超高齢化」と「デジタライゼーション」に着目し、この変化がヘルスケア業界・既存プレイヤーにもたらす影響について考える。具体的には、ヘルスケア事業に参加するプレイヤーがどのように変化するのか、異業種にいるITプラットフォーマーとヘルスケア事業との関係性がどうなっているのかについて考察していく。それらを通じ、ヘルスケア事業への進出を企図する異業種企業にどのような参入機会があるのか、そして、なぜすべての企業がヘルスケア事業者になれるのかを第1部のまとめとして論じている。

規制も厳しく、大胆に業界が変わるという予測を描きにくいヘルスケア業界ではあるが、思考の枠組みをぜひ一度取り外していただき、今後のヘルスケア業界、ヘルスケア事業者がどのように変わっていくのかを想像しながら読み進めていただきたい。

第1章

超高齢化により生じる地殻変動

厳しい事業制約の顕在化

2019年1月8日、国内製薬最大手の武田薬品工業社はアイルランドの製薬大手・Shire社の買収が完了したと発表した。その買収額は実に6兆円以上と日本企業としては過去最高額となり、世間を驚かせた。さらにその買収を巡っては創業家やOBが反対を表明するなど相当な紆余曲折を経ることとなった。しかし武田薬品工業社としては、今後の製薬業界を見通したときに、それらを押し切ってでも手に入れたかった案件であった。なぜそこまでして武田薬品工業社はこの案件を推し進めたかったのか。

近年ヘルスケア産業では、先発医薬品メーカーに限らず、いずれの業界においてもM&Aや協業などが数多く生じている。

例として先発医薬品メーカーの主な事例を**図表1-1-1**に整理した。先発医薬品メーカーでは、前述の武田薬品工業社を含め、いずれも有力な開発パイプラインの獲得を念頭に置いた買収が多い。例えば、大日本住友製薬社は欧州のバイオベンチャーでわずか社歴5年のRoivant Sciences社に対して、数千億円規模の資金を投じて戦略的提携を締結した。また、アステラス製薬社も同様に米国のバイオベンチャーであるAudentes Therapeutics社を買収している。その一方で、先発医薬品メーカーは買収以外にも事業撤退などの事業ポートフォリオの見直しも積極的に行っている。武田薬品工業社は2020年8月に、OTC医薬品事業を投資ファンドであるBlackstone社に売却することを発表した。また、

図表1-1-1　**先発医薬品メーカーに関係する近年の主なM&A・提携・撤退**

企図企業	内容	対象企業	
		企業名	業態
武田薬品工業	買収	Shire	先発・バイオ医薬品
大日本住友製薬	資本提携	RoivantSciences	バイオ医薬品
三菱ケミカル ホールディングス	完全子会社化	田辺三菱製薬	先発医薬品
アステラス製薬	買収	Audentes Therapeutics	バイオ医薬品
Blackstone	買収	武田コンシューマーヘルスケア	OTC医薬品
ニプロ	株式譲渡	田辺製薬販売	後発医薬品
日医工	買収	エルメッドエーザイ	後発医薬品
ー	解散	富士フィルムファーマ	後発医薬品

エーザイ社や田辺三菱製薬社は2017年から2019年に掛けて後発医薬品事業から撤退している。これらはいずれも主業である新薬に掛かる莫大な開発費にリソースを集中投下することが目的の1つと考えられる。

後発医薬品メーカーでは、業界大手3社である日医工社、沢井製薬社、東和薬品社による海外メーカー買収のほか、複数の売却案件があった。

医薬品卸は1992年に351社存在していたが、2018年には72社にまで集約されており、その大半が大手4社の売上高で構成されている[1]。さらに、大手4社の中でもスズケン社と東邦ホールディングス社の2社は、2018年に交わした協業に関する基本合意を皮切りに、後発医薬品事業に関する合弁会社設立やコロナ禍における共同配送連携など協業を進めている。

続いて、小売に目を向けてみよう。ヘルスケア関連小売では、マツモトキヨシ社とココカラファイン社の経営統合は読者の皆さんの記憶にもあることだろう。ドラッグストアチェーンによる経営統合・M&Aはこ

1　日本医薬品卸売業連合会『会員構成員・本社数推移』
https://www.jpwa.or.jp/jpwa/graph1-j.html?20200407

のような大型案件のほか、地域チェーンの買収も数多く行われている。例えば、ツルハホールディングス社は九州に地盤を持つドラッグストアチェーンであるドラッグイレブン社を2020年5月28日付で買収し、228店舗（2020年2月末時点）を傘下に収めた。また、ウエルシアホールディングス社は岡山県内でドラッグストア・調剤薬局を約30店舗展開する金光薬品社を子会社化している。これらの動きはドラッグストア業界の出店数が限界に近いと言われる中で規模を追求する動きとみるのが一般的だが、ヘルスケア業界の変化と捉えることもできるだろう。

その他のヘルスケア関連小売の動きとして、調剤薬局チェーンではアインホールディングス社や日本調剤社をはじめ、様々な企業によるM&Aが盛んに行われている。さらに消費者接点を持つという点では小売と類似する医療提供の最前線・病院／クリニックにおいても、熊本県の桜十字グループなど、運営権の継承を数多く行っている法人が存在する。

このように川上から川下まで、ヘルスケア産業の各業界ではM&Aや協業、事業ポートフォリオの見直しなど、いわば“企業経営の外科手術”とも言える大規模な企業改革が進展してきている。それでは一体なぜ、このような企業改革の波がヘルスケア産業を襲っているのだろうか。

その1つの要因として、事業環境の変化により従前のビジネスモデルが継続できないという背景がある。事業環境の変化とは端的に言えば、新薬開発の難易度向上と日本における超高齢社会の到来による儲けの源泉の変化である。

これまで先発医薬品メーカー各社の多大なる努力により数多くの新薬が世の中に出され、生活者はその効果を享受してきた。そして、先発医薬品メーカーは特許に守られた新薬の高い薬価により、多額の売上高を生み出すことに成功した。このことが業界全体で研究開発を加速する仕組みであった。しかし、近年はその結果として、低分子医薬品の開発余地は相対的に小さくなり、必然的に先発医薬品メーカーは開発難易度の高いバイオ医薬品に手を出さざるを得ない状況になってきている。このため、創薬に掛かる開発費やバイオベンチャー投資に掛かる費用は高騰し、主業以外の事業の見直しを迫られているのである。

そこにさらに超高齢社会が到来する。日本では2025年頃に第一次ベビーブーマーが75歳を迎える。これにより生じる問題を俗に“2025年問題”というが、具体的には医療や介護などヘルスケア産業に対する需要が拡大し、供給サイドの物理的なリソース（施設や人手）がひっ迫することが予想されている。加えて、このことが社会保障費を増大させることは間違いない状況である。これに対して、日本政府は社会保障費を適正化するための施策を検討・実行している。その1つが薬価の抜本改革である。日本では薬価は公定価格となっており、これまで診療報酬改定に合わせて2年に1度その改定が行われてきた。薬価改定では、医療機関や薬局が医薬品の売値（薬価）と仕入れ値（実勢価格）の差額で儲けが出ないように薬価の値下げが行われる。この薬価改定が2021年度以降、毎年行われる方針に変更されることとなった。これにより、医薬品に関係する企業は業績が悪化していくことが見込まれる。また、調剤報酬や介護報酬なども、薬価改定と同様の方向性であり、関係する事業者には厳しい改定が行われている。

すなわち、ヘルスケア産業はこのままだと、ある程度限られた財源で今後急増する患者や利用者に対応していかなければならない。そんな時代が差し迫ってきているのである。そうなれば、当然ヘルスケア企業は自己変革を迫られる。このような現象が産業全体の変革の兆しとして現れてきているのではないだろうか。

社会保険制度の枠外に染み出すヘルスケア産業変革の方向性

今後、ヘルスケア産業では、さらにどのような変革が見込まれるだろうか。前項ではマクロな変化の1つとして儲けの源泉の変化について述べた。これに対応する動きとして、“企業経営の外科手術”による規模の追求や主力事業への注力、あるいは、競合との協業によるコスト低減などの変革の方向性を紹介した。

ミクロな変化〈消費者行動〉に着目してみた場合も、ヘルスケア産業変革の方向性は同じ結論になるのだろうか。この10年ほどの間に消費者の周囲で生じた最も大きな変化の1つとしてデジタル化が挙げられる。近年、デジタルトランスフォーメーション（DX）やAI、IoTといった言葉が毎日のように新聞紙面上に踊るが、ここでは敢えて“ユビキタス社会”の到来という文脈でデジタル化を捉えたい。ユビキタス社会とは2000年代にIT業界を中心にもてはやされた言葉で、「いつでもどこでも何でも誰でも情報にアクセスできる社会・概念」を指す。2020年代風に言えばスマートフォンであり、ウェアラブルデバイスであり、IoTである。概念を表す言葉が具現化されたことでその言葉の役目を終え、もはや死語になっている感すらある言葉だ。それくらいユビキタス社会が浸透したと言えよう。そんな時代が到来して、消費者行動はどのように変化しただろうか。2000年代前半はインターネットで本くらいしか購入しなかったが、2020年にはレストランの料理やタクシーの配車まで当たり前のようにインターネットで注文できるようになった。かつては、電子掲示板やSNSなどにおいて一定の匿名性を保ちつつ、対等なコミュニケーションを楽しむのがインターネットコミュニティの姿であったが、いまや“インスタ映え”に代表されるように流行を生み出す場としてインフルエンサーとフォロワーという関係性が生じてきている。デジタル化がヘルスケア産業に対して与える消費者行動の変化の可能性も計り知れない。

消費者行動が大きく変われば、企業側と消費者側の接点は自ずと変化するだろう。そして、消費者接点が変化すれば、必然的にマネタイズポイントも変わってくる。その結果、ヘルスケア企業はその変化にビジネスや製品・サービスを積極的に適合させていく必要が出てくるだろう。

これまでヘルスケア企業は、ビジネスを事業環境に無理に適合させなくてもそもそも規制に守られており、十分に利益を創出することができていた。しかし、それが2020年代に変わらない保証はない。

ビジャイ・ゴビンダラジャン、クリス・トリンブルは、著書『リバース・イノベーション』において、新興国で開発した商品が先進国を席捲する現象を整理した。その要諦は“厳しい制約条件の下でこそイノベーションが起きる”ということだと筆者は解釈している。これをヘルスケア産業に適用すると、何が言えるだろうか。

これまでのヘルスケア産業は豊富な儲けの源泉に守られ、それらを前提としたビジネスモデルにより事業を展開してきた。しかしながら、今後のヘルスケア産業はある程度限られた儲けの源泉の中で、急増する量的な需要に対処しなければならない事業環境に変化していく。すなわち事業の前提条件が大きく変化することで今までのビジネスモデルでは儲けを出すことが難しくなり、このままでは製品・サービスの提供もままならなくなる。

この状況は、どこか先進国と新興国の対比に似ていないだろうか。すなわち、今後のヘルスケア企業は厳しい制約条件の下で事業を展開していく必要に迫られる。そして、今このタイミングでユビキタス社会が到来したのである。リバース・イノベーションの要諦に従えば、従前のやり方・仕組みを変え、イノベーションを起こす好機だと捉えることができるのではないだろうか。近年、数多くの企業がヘルスケア産業へ参入している。しかし、その多くは増大する需要や大きな市場規模などから肥沃な事業環境を想像して参入していないだろうか。あるいは、そうした事業環境を見越して、既存のビジネスモデルと同じ前提条件の下で成り立つ製品・サービスで業界に連続的な変化を与えようとしていないだろうか。しかし、儲けの源泉の変化を考えれば、実際にヘルスケア産業は広大な大地であっても肥沃な大地ではないかもしれない。ただ、耕し甲斐のある大地ではある。

図表1-1-2はヘルスケア領域の市場規模推計である。2016年時点で25兆円であった市場規模は2025年に33兆円に到達する見通しであり、日本では数少ない成長市場の1つである。その内訳をみてみると、患者や要介護支援よりも健康維持・増進のための市場が高い伸長率で推移していくものと予想されている。これは、先に述べたような社会保険制度により守られてきた儲けの源泉が限られていく中、その活路を制度の枠外に求める動きとみることができる。すなわち、医療保険や介護保険などの制度の下で提供される商品・サービスよりも、消費者・患者が自己負担で購入していく商品・サービスが増加していくという予測である。これは法的な規制が厳しい事業環境よりも、相対的に規制の緩い事業環境でヘルスケア市場が伸びていくことを意味する。デジタル化・テクノロジー活用など様々な工夫を凝らしたビジネスモデルを適用しやすい領域が伸びていくということだろう。やはり肥沃な大地というより、耕し甲斐のある大地である。

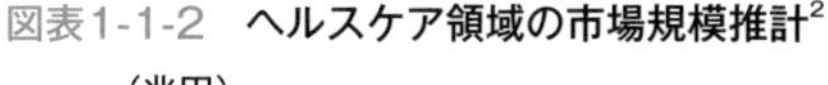
図表1-1-2 ヘルスケア領域の市場規模推計[2]

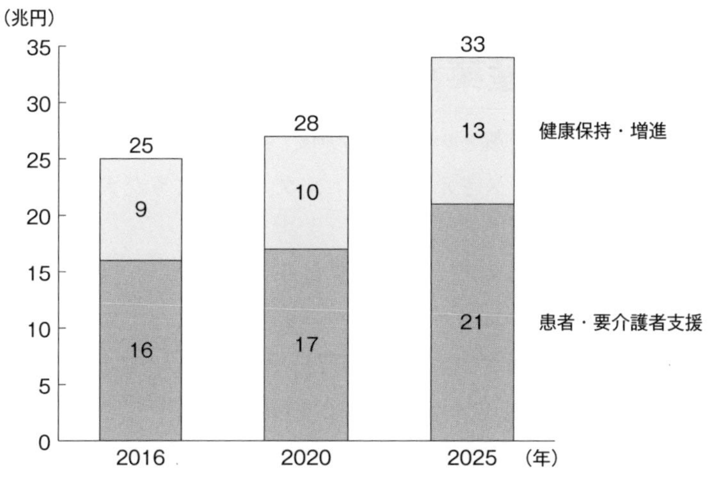

2 経済産業省『次世代ヘルスケア産業協議会の今後の議論について ～アクションプラン2019に向けて～』、2019年

社会保険制度の枠外に染み出す動きとして、具体的にどのような動きがあるのだろうか。ここでは簡単に、スギホールディングス社の例を挙げる。

スギホールディングス社は1,000店舗以上の調剤薬局併設型ドラッグストアを展開する大手チェーンである。同社は、他の大手ドラッグストアチェーンとは異なり、規模追求とは別の成長軸を見出そうとしている。例えば、同社は2018年に相次いで2社のヘルスケアサービス企業と資本業務提携を締結している。これらの企業はいずれもデジタル×ヘルスケアの軸で事業を展開しており、従来の調剤・ドラッグストア事業とはまったく異なる事業ドメインを持つ企業である。この動きは現在スギ薬局が行っている処方箋に関する調剤業務や管理栄養士などによる生活指導サービスをさらに進化させ、新たな予防医療サービスを開発していく動きと捉えられる。すなわち、これまでのドラッグストアや調剤薬局の役割とは異なる軸を見出す動きであり、まさに従来の社会保険制度の枠外に染み出して大地を耕す動きなのである。

ヘルスケア産業変革の担い手

ヘルスケア産業の変革という好機の中、担い手となることができるのはどのような企業か。スギホールディングス社のような大手の既存プレイヤーに限られた話なのだろうか。

冒頭に述べた既存のヘルスケア企業各社の変革の兆しは、その多くが大手企業による活動であった。しかし元来、ヘルスケア産業は寡占度が低く、地域密着型の産業である。例えば、日本製薬団体連合会の業態別団体に所属している製薬企業は国内に約400社[3]存在している。富山県や奈良県など配置薬の文化が残る地域では零細な企業も含め数多くの製

3　厚生労働省『平成30年度医薬品・医療機器産業実態調査』、2020年

薬企業が存在する。また、古来はお寺で薬草を栽培し提供していた調剤薬局も、今なお地域密着型で寡占度が低い産業となっている。奈良県の東大寺は今でも薬局の免許を持っている。このことが意味するところは、ヘルスケアに関する産業・サービスはごく一部の専門家や大手企業に限られたものではなく、誰でもできるということである。

加えて、近年のデジタル化・テクノロジーの進化により、以前よりも素早く、誰でも様々なサービス展開が可能になってきている。前述したスギホールディングス社の資本業務提携先であるM-aid社は、スマートフォンアプリなどを用いながらヘルスケア産業に変革をもたらす担い手として、わずか創業3年でスギホールディングス社との提携を実現した。他業界をみると、ファッション通販の大手・ZOZO社は1998年創業のベンチャー企業でありながら、EC化が困難だと言われたアパレル業界で2000年代以降デジタル化を通じて大きなイノベーションをもたらした。

このように、ヘルスケア産業変革の担い手は決して大手の既存プレイヤーだけでなく、中堅・中小の既存企業、新規参入企業も含めてどの企業にもその可能性があると言える。

では、中堅・中小の既存企業はどのようにヘルスケア事業を革新し、新規企業はどのようにヘルスケア産業に参入していくのがよいのだろうか。

1つの起点として、既存プレイヤーの状況を考えてみたい。既存のヘルスケア産業には政策的な後押しや人口動態の変化もあり、右肩上がりで市場が成長してきた業界が多い。例えば、介護市場は2000年に4兆円前後だったが、現在は10兆円を超える規模に成長した。調剤薬局市場では、調剤医療費が2000年代半ばに約5兆円だったが、現在では8兆円弱に成長している。このことは既存の平均的なプレイヤーは上記のスピードで事業規模を成長させたことを意味し、市場平均を上回った企業はさらに早いスピードで成長したことになる。事業規模が拡大するにつれ、従業員の数も増えてきているはずだ。かつて数十億円規模だった企業は数百億円規模に成長し、個人経営から会社組織へと経営の仕方を変えざるを得ない状況にある。

成長する企業の経営課題は成長ステージによって異なり、ステージごとに対処すべき事項やそのやり方・進め方は変化してくる。創業したての会社から始まり、社員数が増え、拠点も増え、さまざまな事業領域に展開し、組織を多層化し、子会社もでき……となってくると、同じ企業でもやることはまるで異なる。創業当初は創造性に依拠した成長を果たすが、組織の規模が大きくなるにつれて、リーダーシップ／マネジメントの必要性が高まっていき、最初の危機を迎える。この危機を乗り越えると組織は権限集中による成長を果たすが、いずれ組織に対する自主性の要求が高まり、再び危機を迎える。その後、権限委譲がうまく進めば再び成長軌道に乗るが、今度は組織としての統制が難しくなる危機を迎える。このような変化に伴って、当然ながら経営者の側にもたびたび自己変革が求められる。

弊社はこれまで様々な企業へのご支援を通じて、前述の推移に近いケースに何度も遭遇してきた。特に売上高数百億円から1,000億円前後、図表1-1-3の分類で言うところの「中小〜中堅企業」の多くで経営人材の薄さや事業の拡げ方に悩むケースに数多く出合っている。そして、そのような企業規模の経営者の多くはオーナー経営者だ。それゆえ、創業社長などのリーダーシップに依存した「力ずくの経営」から、「組織経営」へと移行できるかどうかが、その後の成長と停滞を決定する分水嶺となりやすい。中堅・中小企業においては、大手企業のように潤沢なリソースがあるわけでもなく、リーダーやその右腕となる人材は既存事業に相当な時間を割くこととなる。この状況から脱却しなければ、ヘルスケア事業の革新どころか既存事業の維持すら難しいものとなる。

このように中堅・中小企業がヘルスケア事業を革新していくにはかなりの困難が待ち受けていると言えよう。そして、急成長であればあるほ

図表1-1-3　企業成長モデル

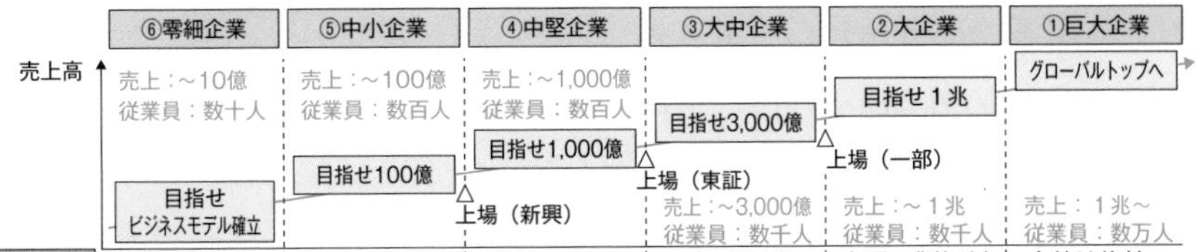

	⑥零細企業	⑤中小企業	④中堅企業	③大中企業	②大企業	①巨大企業
売上高	売上：~10億 従業員：数十人	売上：~100億 従業員：数百人	売上：~1,000億 従業員：数百人	売上：~3,000億 従業員：数千人	売上：~1兆 従業員：数千人	売上：1兆~ 従業員：数万人
	目指せ ビジネスモデル確立	目指せ100億	目指せ1,000億 △上場（新興）	目指せ3,000億 △上場（東証）	目指せ1兆 △上場（一部）	グローバルトップへ
企業の状況	■“所謂”中小企業 ■自転車操業 ■一人の役割大	■事業立ち上がり ■上場検討	■成長と停滞の分かれ目 ■茫と存在の企業 ■地元の雄（地元の雇用源）	■一皮むけるか ■面白い・伸び盛りの会社多い ■放置企業も多い ■中だるみ	■無理・背伸びする企業は滅びる ■直な業績悪化も ■隠れた優良企業も存在	■会社は絶対つぶれない ■知名度が非常に高い ■No１戦略
組織	■人に依存 ■組織化開始	■組織化され、職務権限が明確化	■力づく経営(数名の有力者)可	■組織間の抜漏れ ■大企業病開始	■大企業病	■官僚的 ■政治的
課題	■事業不安定 ■経営リソースの綱渡り（人が獲れない、辞める、資金）	■ビジネスモデルの甘さ	■社長の右腕 ■人材の薄さ ■事業モデルの拡げ方	■概ね回っているが、事業面、経営面ともにまだ改善の余地あり	■創業・企業精神が薄れてくる	■グローバル競争 ■標準への対応 ■為替対応 ■異質人材の管理 ■社会的使命
経営者像	■オーナー経営者	■オーナー経営者	■オーナー経営者 ■オーナー一族	■社内での実力者 ■親会社からの出向者など	■社内での実力者 ■プロ経営者が乞われる場合も	■グローバル経験 ■政治とのパイプ ■社内での人望 ■深いリベラル力

ど、よりスピーディーかつ多頻度での自己変革が求められるものとみられる。それでは中堅・中小企業がヘルスケア事業を革新していくには、どのようにしたらよいのだろうか。

他業界をみてみるとこのような分水嶺で自己変革の限界を悟り、事業革新に向けて外部の力に委ねることを選択した事例がある。2019年9月に非常に大きなニュースとして新聞紙面上を賑わせた「ヤフー社によるZOZO社の子会社化」はその例だ。このとき、ZOZO社の前澤友作前社長はヤフー社の傘下入りと自身の経営トップ退任について「ワンマンの経営からチーム力、総合力の高い組織へ変わっていかなければならない」と語っている。オーナー企業の自己変革に限界があったことを、ほかならぬオーナー経営者自身が認めている。前澤前社長は株式の売却に加え退任という道を選んだ。中堅・中小のヘルスケア企業は内部の力だけでなく、外部企業の力を活用して自己変革・事業革新を促していく選択肢があることがZOZO社の例からわかる。むろん、ZOZO社のように極端な企業売却という選択肢である必要はない。無理に自社だけでやり切ろうとせず、必要なところは積極的に外部の手も借りて事業革新を進めていくのがよいのではないだろうか。

そのときの外部企業とは一体誰なのだろうか。ZOZO社がアパレルSPAの新規参入企業であるヤフー社を迎えたことに学べば、ヘルスケア企業の自己変革を促すのは異業種からの新規参入企業であってもおかしくない。イノベーションとは新結合、すなわち新しい組み合わせである。既存事業のビジネスモデルに縛られずに新しい組み合わせでビジネスモデルを描くこと、それこそが今求められていることであり、その中心にはヘルスケア新規参入企業が存在している。

第 2 章

変化し続けるヘルスケアそのものの定義

前章では人口動態とテクノロジーの変化が事業環境を劇的に変化させ、ヘルスケア産業に大きな変革をもたらす可能性とその兆しについて指摘を行った。本章ではまずヘルスケア事業の対象となる“ヘルスケア”そのものにどのような変化の兆しがみられるのか考えていきたい。

生活へと染み出すヘルスケア

ヘルスケアという言葉に対して、皆さんはどのようなシーンを思い浮かべるだろうか。病気にかかった際に病院で診察を受けるシーンだろうか。病院から帰宅して薬を服用するシーンだろうか。はたまた、骨折の後、リハビリをするようなシーンだろうか。確かにいずれのシーンもヘルスケアの一部と言えるだろう。しかし近年、デジタル技術や生命工学の急速な進歩により、ヘルスケアそのものがカバーする領域はかつてないほどに進化・拡大してきている。ここでは進化・拡大の方向性を捉えるために3つの観点を提示し、これまでのヘルスケアと近年のヘルスケアでは何がどのように変わってきているのかみていこう。

まず、第1の観点は「ペイシェント・ジャーニー（Patient Journey）の変化」である。ペイシェント・ジャーニーという言葉は一般的には聞き慣れない言葉かもしれない。患者が病気を認知し、行動し、治癒していくプロセス・ステップのことを意味する。ペイシェント・ジャーニーにおいて、これまでのヘルスケアが対象としていた範囲は医療機関などで施される「治療」のみを意味することが多かった。しかし、近年この対象範囲が大きく拡大してきている。すなわち、近年のヘルスケアでは「治療」に留まらず、その前段にある「予防」と後段にある「回復」を含めて一気通貫でケアすることがヘルスケアの本流になってきている。特に予防領域では、従来の「予防」からその対象がさらに拡張されてきている。これまでの予防は生活習慣病予備群の人を対象とした“二次予防”が中心であったが、近年では健康体の人を対象とした“一次予防”を中心に据えるのが一般化しつつある。かつて、個人の健康情報として日常的に取得することができるのは万歩計や体重計で測れる情報くらいであった。しかし、今や様々な健康情報へリアルタイムでアクセスできるようになり、その可視化が容易になった。これに加えて、社会保障費が増大する日本をはじめとして、世界の先進国が生活習慣病などの疾病予防に重点を置いていることなどを背景に、このペイシェント・ジャーニーの拡大が生じたものと思われる。この変化により、ペイシェント・ジャーニーがペイシェント（＝患者）だけのものではなくなり、健康な人も含めてすべての人に適用される概念へと変化したと言える。

続いて、第2の観点は「ヘルスケアの場の変化」である。従来のヘルスケアは、病院のような専門施設という限定された場で、診断、検査、薬事治療などのケアを受けることであった。近年ではこのような物理的な場を超えて、「健康管理アプリ、ウェアラブル端末、遠隔モニタリング」といったテクノロジーを用いた仮想的な場が構築されつつある。例えば、24時間どこでも自分の健康状態を確認できるデジタルデバイスが登場したことで、体調管理、病状の確認、最適な治療方法の発見まで、病院に行かなくてもすべて個人で完結できる状況が生まれつつあり、ヘルスケアという行為が専門的な施設という物理的な場に縛られなくなったことを意味する。ヘルスケアは特定の場におけるものではなくなり、どこでも受けられる（もしくは行うことができる）ものに変化したのである。

3つ目の観点は、「ヘルスケアのアプローチの変化」である。ヘルスケアサービスはこれまで医師が病状パターンを分類し、当該パターンに対応する特定の薬事治療・外科的治療を行うものであった。一方、近年では一人ひとりの患者にパーソナライズされたヘルスケアプログラムを提供する医療へと移り変わってきている。このパーソナライズされたヘルスケアプログラムは単なる治療という一場面を超え、「運動」→「栄養」→「休養」といった患者の行動サイクルのそれぞれの場面で提供されるようになってきている。換言すれば、ヘルスケアは治療という特別な場面でパターン認識するアプローチから、患者の生活行動のすべての場面で“個”にアプローチするものへと変化してきていると言える。今後も生活習慣やバイタルデータ、遺伝子情報といった個人の健康データの解像度が向上することで、各個人に最適なケアを一貫して提案することが可能になるだろう。さらに、このようなパーソナライズに伴って、ムダな治療の排除によるサービスの質の向上と医療費の削減効果をもたらすことが可能になってくる。

以上の3つの変化は、デジタル技術・生命工学の進歩が重要な要素の1つとして作用した結果である。より具体的には、遺伝情報、診療データ、レセプトデータ、生活習慣といった個人の健康データを容易に取得できるようになったこと、取得された個人データが集積しビッグデータ化したことで解析および活用が容易になったこと、さらにはデータ解析により遺伝子レベルでの解明や再生医療の研究が活発化したことが、ヘルスケアにおける一連の拡大・進化を生んだのである。

もはやヘルスケアは、疾患を発症している患者に対してなされるものではない。健康な人が健康体を維持できるように、衣食住を中心とする生活をよりよいものにできるかを考え、設計するものに成り代わってきている。したがって、ヘルスケアはそのドメインを「生活者のライフデザイン＆サポート」と再定義できるのではないかと考えている（図表1-2-1）。

「生活者のライフデザイン＆サポート」と再定義されるヘルスケアに

図表1-2-1　**ヘルスケアの再定義**[1]

これまでのヘルスケア	生活者のライフデザイン＆サポートとなるヘルスケア
■これまでのヘルスケアは、治療期間の中で、病院／医療機関における診断、検査、薬事治療の提供を基本としてきた ■治療以外の予防、回復の各段階においては、運動→栄養→休養に対する管理はなされておらずバラバラになっている	■これからのヘルスケアは、「治療」だけでなく、「予防」と「回復」を含めて一気通貫でケアし、病院に行かずとも1人ひとりの生活者にパーソナライズされたプログラムを提供 ■ヘルスケアプログラムは、生活者の運動→栄養→休養のサイクルを、健康な人が健康体を維持し、生活をよりよいものにできるようにパーソナライズされたものとなる

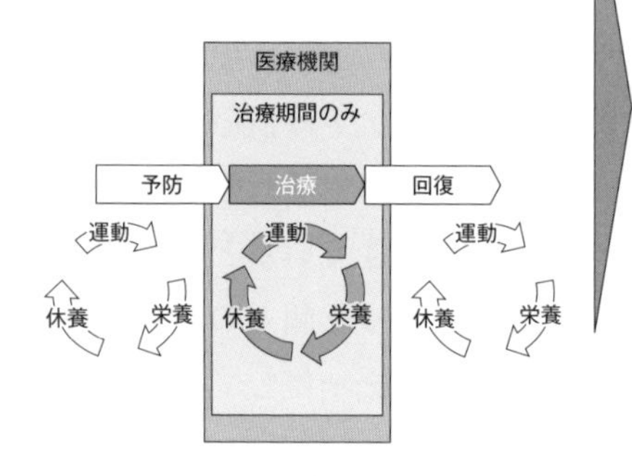

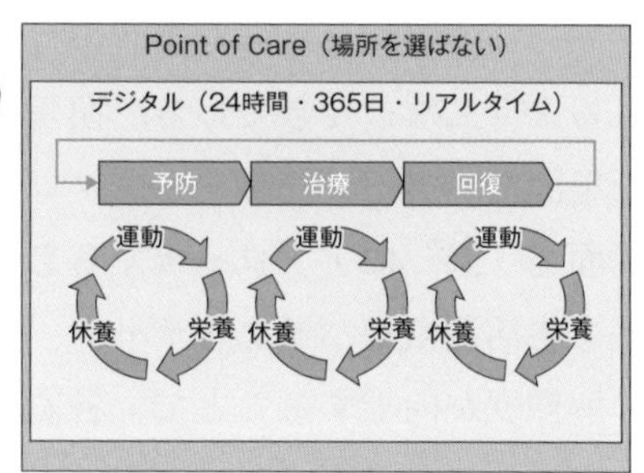

おいては、患者の病気の治療ではなく、健康体の人も含めたすべての生活者のQOL（生活の品質）の向上が目指されていくことになるだろう。

例えば、三菱総合研究所は、2050年までに、①生命維持からQOL重視へ（豊かな社会生活を維持するための医療・介護の推進）、②治療から予防へ（日常の健康管理を通じた発病や重症化の回避）、③分散から連携へ（健康〜医療〜介護データの連携を通じたより精緻な予防・診断・治療の提供）といった、生活者のQOLを底上げするような潮流が生まれることを予想している（図表1-2-2）。他方、医療費高額化と健康格差拡大への対応が必要になることも予想されており、対価を払ったヘルスケアサービスが自分のQOLの向上にどれほど見合っているのか、客観的な効果指標の測定を通じた費用対効果評価の実施が一般的となってくことも予想されている（④効果に基づく管理・評価）。

1　株式会社ピー・アンド・イー・ディレクションズにて作成

図表1-2-2　ライフサイエンスとデジタル技術の融合によるQOLの向上[2]

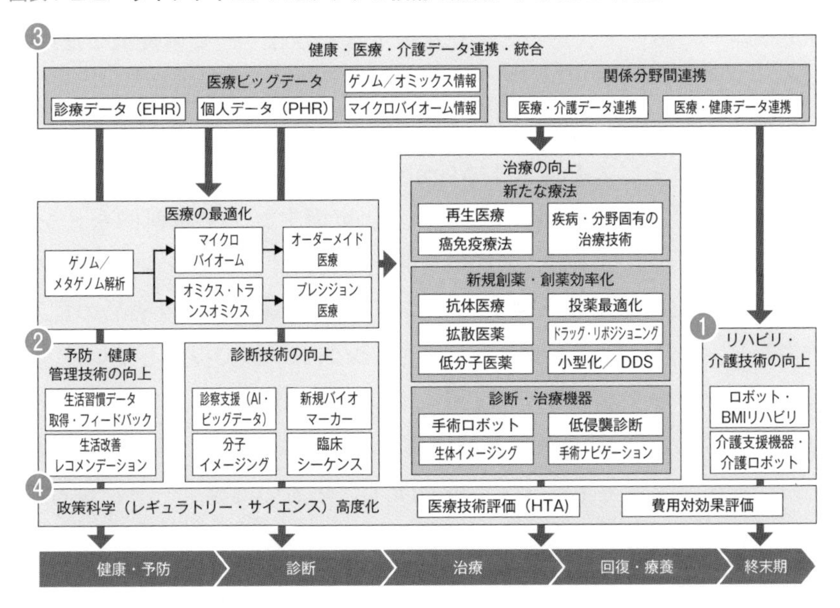

ヘルスケア業界に浸透していくパラダイムシフト

　ここまでヘルスケアの新たな定義を考えてきたが、このようなヘルスケアの目まぐるしい変化の中で、グローバルにおけるヘルスケア関連業界においてもそのビジネス構造が大きく変化していくことは一目瞭然である。

　ペイシェント・ジャーニーの変化に対応すべく、例えば、英国大手製薬会社のAstraZeneca社は、慢性疾患に苦しむ人々と専門家のマッチングプラットフォームVida Health社と提携し、Vidaのアプリ上にて心臓病患者を対象としたコーチングサービスDay-by-Dayを提供している。

2　武田、他『未来社会構想2050』、株式会社三菱総合研究所政策・経済研究センター、2019年

治療の前後にある「予防」から「回復」までの一貫したペイシェント・ジャーニーにおいて、患者と接点を持てるようなサービス提供を進めている。

ヘルスケアの場の変化に関しては、例えば東南アジアで勢力を広げる配車アプリサービスを運営するGrab社が中国のe-ヘルスプラットフォームPing An Good Doctor社と連携し、東南アジアで革新的なオンライン・ヘルスケアサービスの提供を開始した。オンラインプラットフォーム上で、AIにサポートされるオンライン医療相談、医薬品の配達、予約など、一連の総合医療サービスをワンストップで提供している。

ヘルスケアのアプローチの変化に際して、2011年にサンフランシスコに設立されたOmada社は、糖尿病患者のモニタリングや生活習慣改善のデジタルプラットフォームを開発し、患者の健康データ、食習慣、喫煙の有無、運動量などのデータを集めて、「運動」→「栄養」→「休養」においてパーソナライズされたヘルスケアプログラムの提供に注力している。

このような業界の変化はヘルスケア産業の進化のまだまだ序章に過ぎない。生活者のQOL向上が命題となり得るヘルスケア業界においては、技術の変化を起点とした、これまでの常識を覆すようなパラダイムシフトが今後さらに起こっていくことだろう。

具体的にどのような進化の方向性が予測されているのだろうか。まず、ヘルスビッグデータやAIにより高度に精密・個別化された診断・介入法選択が主流になっていくことが容易に予想できる（図表1-2-3）。ヘルスビッグデータによる因果関係の解明に伴い、個人がどのような疾患にかかりやすいかが精密に予測でき、さらに、バイタルデータや心身の健康状態を測る指標をモニタリングすることにより、疾患の発症リスク（＝介入の要否）がリアルタイムに判断できるようになってきている。また、世界各国において国主導でのインフラ・データ整備が進み、上記データの取得・管理・分析は安価に実行できるようになっている。膨大

図表1-2-3　**医療技術の将来予測**[3]

	2020年	2030年	2040年
予防	■疾病要望へのデータ活用 －ゲノム・エピゲノム解析による疾患発症メカニズムの解明 －ライフスタイルビッグデータの取得／解析	■個別化による予防医療の定着 －総合的オミックス解析情報に基づく個別化予防プログラムの確立 －予防を目的とした疾患発症前の先制医療	■老化や難治療疾患の予防確率 －生涯感染予防が可能なインフルエンザワクチン －若返り誘導因子投与や老化誘導物質の抑制による健康寿命の延伸
診断	■利活用可能なデータの拡大 －ゲノムに加えてオミックスデータを短時間で簡易検査する技術の確立	■診断（取得／解析）の高精度化 －病変部位を細胞レベルで可視化する分子イメージング技術 －医療用AIによるプライマリケア医向け初期診断支援	■高精度診断による疾患の早期発見（最適な治療方針の決定） －疾患サロゲートマーカーの充実による超早期診断
治療	■遠隔医療の拡大／定着 －AR技術を用いた遠隔手術支援システム －安全性確保と免疫拒絶回避できる再生医療・細胞治療	■AIでの治療最適化、再生の定着 －医療用AIによる最適な治療法選択支援 －部分的に失われた臓器の機能再建、再生医療のよる治療の確立	■完治／完全保管の確立 －疾患や部位に関係なく治療が可能な適応不定再生医療技術の確立
予後	■デバイス／メカ活用の浸透 －ウェアラブル端末による遠隔治療 －AIを備えた介護ロボット	■モニタリングのシームレス化 －埋め込み型生体センサーによる低侵襲リアルタイムモニタリング －バイオマーカーを用いたリスク診断による合併症予防	■モニタリング対象の拡大 －経皮吸収型とは異なるパッチ製剤／ナノマシンを用いたリアルタイムモニタリングと投与制御

に蓄積されたデータに基づき学習し能力を高めたAIが、医師に代わって各個人に最適な治療方法を提案するなどの事例も近年生まれてきている。

また、新技術としてバイオテクノロジーを用いた介入による“完全予防”や“根治”が一部疾患で可能になっていくことも期待されている。ワクチン技術やDNA・RNAへの介入技術の発達により、感染症に加え、がんや心疾患、さらには認知症など、予防ニーズが高い疾患の完全予防が可能になっている上、再生医療や遺伝子書き換え技術により、これまで回復が難しかった器官の機能回復が実現可能になってきている。

さらに、遠隔・自律・リアルタイムなどの技術・手段の普及により、介入効果の最大化が実現されることも予想されている。ウェアラブルデバイスによる自動投薬や、介護ロボットなどによる服薬支援・管理などの技術によって、治療アドヒアランス[4]が大きく高まる。一方で、生体

3　柳本、大谷、濱口『ライフサイエンス企業に求められる新たなパラダイムの備え』、デロイトトーマツコンサルティング合同会社、2017年

4　治療アドヒアランス：患者が積極的に治療方針の決定に参加し、その決定に従って行動すること。

電子インプラントにより神経を刺激する電子薬学療法など、従来の薬物治療とは異なるアプローチでの治療も可能となる。その上、バイタルデータのリアルタイム管理が可能になることで、運動・食事・休養などの生活習慣改善のモニタリングが可能になり、指導の遵守率が大きく改善することも考えられる。

そして、ヘルスケアの進化と共に患者の知識水準、およびヘルスケア商品・サービスへの要求水準もこれまでにないレベルに高まると想定される。ヘルスビッグデータ、AIの活用が前提の世界では、患者は自分自身の遺伝子情報や疾患リスク、治療法に関する豊富な知識を所有するようになる。患者同士は、オンライン上のコミュニティによってつながり、そこでは医薬品や医療機関に対する評価、治療法ごとの効果の期待値分析が行われ、患者自ら“消費者”として治療法を選択する時代が訪れる。そのような状況下においては、ヘルスケア商品・サービスへの要求はかつてないレベルで高くなり、患者の期待値を超えられないサービスが生き残ることは難しくなるに違いない。

このように、技術の変化を起点としてヘルスケアの新たな形が生まれていく中で、ヘルスケア業界内部の競争環境も大きく変わってくることが予想される。

競争環境における大きな変化の1つに、業界におけるパワーバランスの変化が挙げられる[5]。ヘルスケア業界での買収の例をいくつかみていくと、今後は遺伝子レベルで個人の治療を行っていくため、サプライチェーンそのものの変化が挙げられる。これは生活者自身がヘルスケアサイクルの最重要プレイヤーになるということである。これまで生活者は自分に合った薬を探さなければならなかったが、今後はデータ活用を伴う治療や予防に変わっていき、薬自体はデータの中の補足的なものに変わっていく。データが中心になることで、様々なサービスとの接続性や

5　EY Japan『ライフサイエンス業界へのデジタル化の大きな波「ライフサイエンス4.0」で業界はどう変わるのか』、EY Japanライフサイエンスシンポジウムレポート、2018年

シェアリングも進んでいくことが予測できる。

2つ目に、ヘルスケア業界はプラットフォームベースのビジネスモデルに変容していくという点が挙げられる。プラットフォームベースのビジネスモデルとは、Airbnb社やUber社のようにサービスの提供者と受益者をつなぐビジネスと捉えていただきたい。これまでヘルスケアサービス提供の担い手は医師とケアプロバイダー中心であったが、ペイヤー(保険会社)も参加するようになってきた。これに伴い、ヘルスケアサービスは提供するボリュームだけでなく、経済的な価値・コストも重視されるようになった。したがって、今後、価値・コストを最適化するような“データを起点としたプラットフォーム”が中心になってくると思われる。このプラットフォームには患者や消費者、政府などの政策立案者も関わってくる。このため、ビジネスはより複雑になるものと考えられ、企業はビジネスモデルをアジャイルで試行し、新しいニーズをスピーディーに満たしていくことが重要となる。新しいビジネスのあり方として、プラットフォームを前提としたオペレーションに対応することが生き残りの条件となるだろう。

覇権を握りつつあるプラットフォーマー

GAFAなどのプラットフォーマーは、膨大な健康データを駆使して顧客に個別化されたヘルスケアサービスを提供すべく、動き出している。旧来、ヘルスケアサービスは、健康増進事業を展開する保険会社やフィットネス、診断・治療を行う病院・クリニック、医薬品を販売・提供する製薬会社、といったように、それぞれの事業体が独立して生活者の健康支援を行ってきた。「ヘルスケア＝ライフデザイン&サポート」となるこれからの時代においては、プラットフォーマーを中心に、これまでの事業体の垣根を超えた新たなヘルスケアのエコシステム（生態系）が形成されることが予想される（図表1-2-4）。ヘルスケア産業では、その覇権を巡る戦いが始まっているのである。

予防領域では、データプラットフォーマーと保険会社、フィットネス事業者での提携が進んでいる。これらの企業が提携する背景には、生活者の健康リスクデータがある。生活習慣の実態と健康状態・罹患リスクを紐付けられるデータの活用により、生活習慣病予備群の生活者への予防ソリューション提案など、個別最適化された運動・栄養・休養の各種

図表1-2-4　新たなヘルスケアのエコシステム[6]

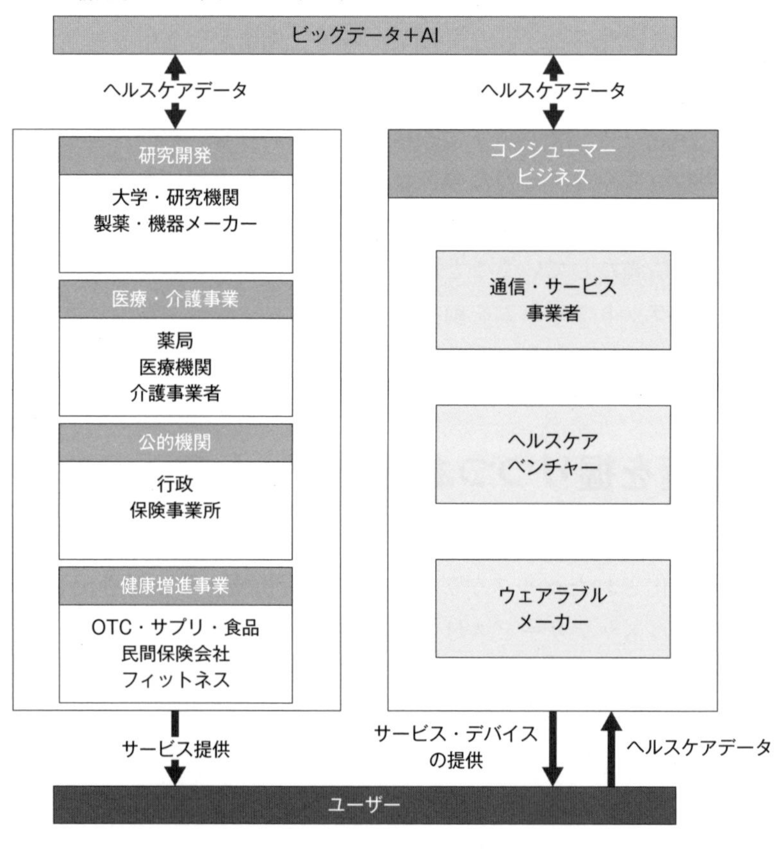

6　田中『ヘルスケア業界における新たなエコシステム構築について』、デロイトトーマツ ファイナンシャルアドバイザリー合同会社、2017年

サービスを提供することが可能となる。

データプラットフォーマーを目指すエコシステムの動きとして注目すべき事例としては、中国平安保険社の事業展開がある[7]。中国平安保険グループは元来、保険、銀行、証券、信託などの伝統的な金融事業を展開してきたが、急成長するFinTech企業への危機意識から自社でクラウドコンピューティング、ブロックチェーン、ビッグデータ、AIなどの革新的なテクノロジーの研究開発に注力している。特に、ヘルスケア事業はテクノロジーを活用した注力事業として拡張している。「平安好医生（グッドドクターアプリ）」を中心に、(1) Family doctor service（オンライン相談、病院紹介、診察予約など）、(2) Health mall（医薬品、栄養サプリ、健康食品などのネット通販サービス）、(3) Consumer healthcare（人間ドック、遺伝子検査など消費型医療の紹介）、(4) Health management and wellness interaction（ユーザーの行動データ分析による健康的なライフスタイル実現のための提案）といった、顧客接点を全方位的にカバーするヘルスケア事業を展開している。データプラットフォーマーと保険会社が提携し、予防領域を中心としたヘルスケアエコシステムを作り上げている先端事例と言えるであろう。

予防領域を超え、診断・治療や、回復・モニタリング領域への参入を中長期で見据えた動きもある。Google社は、米国で2番目に大きい医療団体Ascensionと契約し、プロジェクトナイチンゲール（Project Nightingale）を開始。米国の数千万人もの患者データにアクセスしているとみられる。患者の検査結果をはじめとする診療データにアクセスし、AIを活用したデータ解析により個別化されたケア方法に取り組んでいるとされる。

予防領域とは異なり、プラットフォーマーが診断・治療領域に参入するのは難易度が高い。日本においては、健診データや検査結果などは要

7　李『平安保険グループのDX戦略』、株式会社野村総合研究所、金融ITフォーカス2019年6月号、2019年

配慮個人情報とされ、民間事業者による取得や活用にあたっては、原則として本人の同意を得ることが義務化されている[8]。そのため、プラットフォーマーとしては、病院やクリニックといった医療組織と提携するだけでは、データ解析を前提とした事業開発は難しい。国によってデータの取扱規制が異なる中で、グローバルなプラットフォーマーが診断領域に攻め入るには、まだまだ越えなければならないハードルは高い。

そのような状況下ではあるが、オンライン診断の普及により、診断・治療領域に切り込んでいく動きもある。米国では、大手遠隔医療サービスのTeladoc Health社が、2020年8月、同業のLivongo Health社を185億ドルで買収した[9]。Teladoc Health社は遠隔医療サービスのリーダー企業であるが、慢性疾患のコーチングサービスを提供するLivongo Health社を買収することで、高品質なパーソナライズされた長期的なケアを、遠隔で実現することを狙っている。COVID-19の感染拡大に伴い、遠隔医療の需要が急増している中で、診断領域を中心にバーチャル医療プラットフォームを構築し、既存の病院やクリニックに対抗していく姿勢である。

求められるビジネスモデル転換

ここまでヘルスケアの再定義と、それによって起こり始めているヘルスケア業界の大きな変化について述べた。まず、直近の潮流であるペイシェント・ジャーニーの拡大、ヘルスケアの場の拡大、ヘルスケアのアプローチの変化について触れた。その中で、これからのヘルスケアを「生活者のライフデザイン＆サポート」と定義し、患者の病気の治療ではなく、健康体の人も含めたすべての生活者のQOLの向上が目指され

8 落合『PHRと法的な議論について』、渥美坂井法律事務所、2020年
9 Bruce Japsen『急成長する遠隔医療の米テラドック、同業リヴォンゴを2兆円で買収』、Forbes Japan、2020年

ていくことを予想した。そのようなヘルスケア業界においては、ビッグデータやAIを活用した精密・個別化された診断・介入法選択、バイオテクノロジーを用いた“完全予防”や“根治”の可能性、遠隔・自律・リアルタイム手段による介入効果の最大化、といったパラダイムシフトが発生すると想定され、パワーバランスの変化、プラットフォームビジネスへの変容といった競争環境自体も大きく変化していくことを予見した。最後に、現にプラットフォーム企業が覇権を取りつつあることを、海外の事例を中心に確認した。

上記を踏まえると、ヘルスケア業界はこれまでにない大きな変化の局面を迎えており、その環境下、プレイヤーである各企業は今一度事業の戦略を見直さなければならない状況にあると言っても過言ではない。ヘルスケアの再定義に合わせて、これまでヘルスケア事業を展開してきた企業は、ビジネスモデルの転換を迫られている。自社の事業で誰の課題を解決するのか、「生活者のライフデザイン＆サポート」を実現するための事業とは何か、実行するためにどのような組織を構築すべきか、といった未来の事業構想を、改めて顧客起点で考えていく必要がある。

第3章

テクノロジー活用のデファクト化

前章ではヘルスケアそのものの定義がどのように変わってきているのかを考察した。ヘルスケア業界のパワーバランスが変化する中で、データを持つプラットフォームをベースとしたビジネスモデルへの移行の可能性について言及した。加えて、プラットフォーマーを標榜する企業がヘルスケア業界において具体的に動きつつある現状について述べた。本章では巨大プラットフォーマーであるGAFA・BATの取り組みを概観する。そして、ヘルスケア事業者が今後留意すべき点を考えていく。

全世界人口に広くリーチするGAFAの参入

インターネットサービスのGoogle社、Apple社、Facebook社、Amazon社のいわゆる「GAFA」は、異業種分野への進出を加速させている。自動車やロボット、ウェアラブルデバイス、AIスピーカーなどのさまざまなIoT機器の開発や小売業態まで、進出分野は多岐にわたる。そして、GAFAの各社はいずれも、ヘルスケア業界への参入に積極的である。

各種ヘルスケアサービスの提供やM&Aを活発に実施している4社に共通して言えることは「自社プラットフォームを生かした既存の業界プレイヤーとは異なる独自の価値提供を志向している」ということである。以下で各社の取り組みを確認していきたい。

① Google

Google社は、2019年11月にFitbit社を21億ドルで買収した。Fitbit社

図表1-3-1　ヘルスケア領域におけるGAFAの動き

企業名	ヘルスケア領域における取り組みの方向性（P&E仮説）	
Google	ヘルスケア業界における データプラットフォーマー	■各種デバイスの開発によるウェアラブルな予防医療 ■上記デバイスから収集した健康データと 検索エンジンから得られる嗜好データとを活かした 医療へのデータ×AIの活用
Apple	健康管理のデバイサー	■「Apple Watch」を基軸とした健康管理デバイスの強化
Facebook	ライフスタイル×医療の コミュニケーション プラットフォーマー	■Facebook上での健康管理ツールの提供 ■（現在は頓挫しているが）保有するデータの 医療分野への活用
Amazon	医薬業界における マーケットプレイス	■オンライン薬局の運営 ■やがてはリアル薬局との連携も

はウェアラブル技術の大手企業であり、スマートウォッチを中心に各種健康管理ソフトウェアを提供している。Fitbit社自身もこれまでに各種のライフサイエンス企業を買収してきていることから、同社を取り込むことで、Google社はヘルスケア業界への進攻を大きく前進させる構図となった。Fitbit社買収に先立ち、同年1月には米ライフスタイルブランド「Fossil Group」が保有するスマートウォッチ関連技術の知的財産と研究開発部門の一部の人材を4,000万ドルで買収している。Google社による、スマートウォッチを引っ提げたヘルスケア業界への本格参入は既定路線である。Google社は、ライフサイエンス部門をVerily社として独立させ事業展開している。スマートコンタクトレンズや採血デバイスといった各種デバイスの開発により、ウェアラブルデバイスを応用した予防医療を実現することを標榜している。

同社は、もともとの強みであるデータとAI、開発・獲得した各種デバイスと掛け合わせて医療AIビジネスを本格化させようとしている。現時点ではプライバシー問題や反トラスト法違反を避けるため、「各種デバイスで収集した健康データを利用・転売するようなことはない」と公言しているものの、検索エンジンを通じて得られるデータと併せ、個人のあらゆる側面でのデータを蓄積し始めていることになる。

② Apple

Apple社もヘルスケア分野を戦略的分野に据え、積極展開を進めている。Morgan Stanley社は、Apple社のヘルスケア事業は、2027年までに3,130億ドルに達すると予測している。同社は「Apple Watch」を武器に医療・健康分野での取り組みを強化しており、データ収集デバイスとして歩数や消費カロリーに加えて血圧や心拍の測定を可能にしている。Apple Watch 4以降では心電図の測定まで可能となり、医療用途の入口まで近づいている。

ヘルスケア領域でのM&Aにも積極的だ。2016年に医療データ管理プラットフォームを開発したGliimpse社を買収しヘルスキットの技術基盤を強化。2017年には睡眠モニタリングデバイスを販売するBeddit社を、2018年には喘息のモニタリングデバイスを開発しているTueo Health社を買収し、健康管理を高度化するための各種デバイスを獲得している。2020年初頭からのコロナ禍においては、Google社と提携しBluetooth通信を用いた濃厚接触の可能性を検出するソリューション開発へ乗り出した。Google社とApple社、共にヘルスケア業界への取り組みの一部にデバイスを位置付ける2社がコロナ禍で協働しているのは、注目に値する。

③ Facebook

Facebook社は2019年、同社初のヘルスケアツール「Preventive Health」を公開した。健康診断やワクチン接種、がん検診などの受診を定期的に促す新たな健康管理ツールである。米国内のユーザーを対象に、米国における2大死亡原因である心臓病、がんに加え、インフルエンザを疾患対象に展開している。今後、対象とする疾患に加え、サービスを提供する国などを順次拡大する予定だ。

M&Aという観点では、Facebook社は2019年10月にはブレインコンピューターインターフェース（BCI）あるいはブレインマシンインターフェース（BMI）として知られる技術を手掛けるCTRL-labs社を買収した。BCIシステムは脳へ埋め込むチップか、頭皮へ被せる電極付きキャップにより集めた脳波を気分・コミュニケーション・動作など任意のアウトプットへ変換するシステムだ。この買収は市場において、ソーシャルメディアの巨人が「心を読むテクノロジー企業」あるいは「ニューラルリストバンド企業」を買収したと報じられた。

Facebook社は医療研究のために同社が保有するデータをスタンフォード大学医学部や米国心臓学会などの医療関連機関と共有することを計画していた時期もある。現在はデータ・プライバシーに係る度重なるスキャンダルにより停止しているものの、SNSサービスを通じて取得される個人のライフスタイルデータと医療データが結び付くサービスは同社を介すと可能になる。

④ Amazon

Amazon社のヘルスケア業界での展開も加速している。米国のニュース専門局CNBCによると、Amazon社には社内に“1492”と呼ばれる秘密のプロジェクトがあるという。このプロジェクトはデジタル医療記録や遠隔医療システムといった医療テクノロジーの研究を行うことを目的にしている。

2018年にはオンライン薬局・PillPack社を推定10億ドルで買収し、医薬品供給ビジネスを展開するための足掛かりを手に入れた。Amazonのマーケットプレイス上で医薬品を販売し、独自の物流網を生かして全国くまなく配送が可能になると、医薬業界のバリューチェーンはこれまでとまったく異なるものへと刷新される。PillPack社の買収が発表されると、米国の薬局チェーンの株価は暴落した。CVS社、Walgreens社、Rite Aid社の株価をはじめ、医療関連大手企業全体で2.5兆円の市場価値が1日で消失した。

2019年9月に同社は自社社員向け医療サービス部門「Amazon Care」を立ち上げ、同10月にはオンラインでのヘルスケアプログラム用のAPIを開発するスタートアップ・Health Navigator社を買収しその一部と位置付けた。Health Navigator社のプラットフォームは、元々オンラインのヘルスケアサービスや遠隔医療、メディカルコールセンターへ統合し、患者とのやり取りのプロセスを標準化することを目指してつくられたものである。このプラットフォームには、健康に関する訴えや推奨される治療を記録するための自然言語処理ベースのツールが含まれており、今後はAmazon社員に留まらない汎用医療プラットフォームとしての展開が期待されている。

2019年12月には米国に約200店舗を展開する小売チェーン・Giant Eagle Pharmacy社と提携した。スマートスピーカー「Alexa」で患者の処方箋に基づいて服薬のリマインダーを設定できるようにしたり、必要に応じて補充用の医薬品も注文できるようにしたりした。このように同社は、着実にO2O（Online to Offline）戦略でのバリューチェーン刷新を進めている。また、2020年からのコロナ禍においては、シアトルの本社社員を対象にAmazon Careを発展させたオンライン診療サービスを提供。社員が医師による診断・診療をビデオ通話・チャットで受けられるようにした。

14億人の健康基盤を目指すBATの変身

BATを構成するBaidu社、Alibaba社、Tencent社はいずれも1998〜2000年にかけて中国で創業されたインターネットサービス企業だが、その祖業となるサービスは三者三様だ。それぞれの出自は、Baidu社はサーチエンジン、Alibaba社はマーケットプレイス、Tencent社はメッセージングサービスである。3社ともヘルスケア領域での事業拡大を志向しつつも、産業全体からみた先端領域における各社の強みの立ち位置は異なっている。Baidu社は自動運転、Tencent社はスマートシティの領域において最大のプレゼンスを持ち、現状、ヘルスケアではAlibaba社がリードしている。

一方で共通点は、いずれもヘルスケア業界へは後発参入であることと、その参入に際し主に買収のスタイルを多用していることだ。一部を除き、中国インターネット企業のヘルスケア業界での取り組みは総じて米国企業に一歩遅れてきた。民間セクターの力が弱く、先発医薬品メーカーも十分に存在しない中、国営病院と公的医療保険が優位に立つ、エスタブリッシュメントなサブシステムであった同国の医療分野は、BATの技術力・展開力をもってしても参入しづらく、後手に回ってきた様子が見て取れる。しかし、2020年初頭からのCOVID-19によるパンデミックの中、中国では医療領域が再注目され、多くのサブセグメントにおいて国家主導での変革がなされたと我々の目には映る。以下では、そのような事情に触れつつ各社のヘルスケア領域における取り組みを確認していく。

① Baidu

Baidu社のヘルスケア業界への本格的な参入は、地域の医師と患者をオンラインでマッチングする「Baidu Doctor」というサービスを2015年1月に提供開始したところに遡る。同社はこの頃よりヘルスケア領域

図表1-3-2　ヘルスケア領域におけるBATの動き

企業名	ヘルスケア領域における取り組みの方向性（P&E仮説）	
Baidu	医薬業界における オンラインサービサー	■オンライン診療サービスの展開 ■AI搭載の医療チャットボットの展開
Alibaba	医薬業界における ニューリテールモデル	■オンライン診療～処方箋の発行、医薬品の購入・配達までを一気通貫で提供
Tencent	オンライン×リアルの 医療プラットフォーマー	■WeChatからWeDoctorへの接続（医療機関への本格進出） ■医薬領域における顧客体験向上

を人工知能搭載プラットフォーム構築戦略の一部として位置付けていた。2016年9月に発表されたプラットフォーム「百度大脳」をベースとし、「百度医療大脳」を完成。翌10月には百度医療大脳をベースとした人工知能搭載の医療チャットボット「Melody」を公開した。Melodyは大量の症例・専門書・論文を自然言語処理で分析し、ユーザーの入力事項に合わせて基本的なトリアージをリアルタイムに実施できるチャットボットで、当時としては極めて先進的な事例だった。これらの動きと並行して、医療プラットフォーム「yihu.com」への出資も2015年2月に行った。

一方、2017年の事業再編において、同社は突然、ヘルスケア事業の閉鎖を発表し、Baidu社のヘルスケア領域への取り組みの第一幕はここで終わった。

第二幕は2019年3月、人工知能技術の医療への適用を試みるベンチャー・北京康夫子健康技術有限公司の完全子会社化で開けた。同年5月には、公益プロジェクトとして提出した「星辰計画」において、ヘルスケア領域でのデータ蓄積量を強調している。

Baidu社のヘルスケア領域における取り組みが急展開をみせたのは2020年、COVID-19の世界的流行の最中だ。2020年3月、同社はオンライン診療サービス「Yinchuan Baidu Health Internet Hospital」を立ち上げた。ヘルスケア領域において、プラットフォーマーからサービサーのレイヤーへと再度の進出という意味合いになる。同時に新会社「Baidu Health Technology」を立ち上げたことも見逃せない。メインとなるプラットフォーマービジネスや自動運転への注力は継続しつつ、パンデミックにより変革を強いられた中国のヘルスケア業界の機会を逃さずサービサーとして進出する構えと受け止められる。先行するAlibaba社に追従し、膨大な中国国内人口をカバーするヘルスケアサービスの一端を担っていくと思われるが、いずれは同じくサーチエンジンを祖業とするGoogle社のように、ソリューション領域への特化などを展開していくのかもしれない。

② Alibaba

今や中国ヘルスケア業界の雄となったAlibaba社は、2010年代を通じヘルスケア事業を追いかけてきた。2010年代前半の外部環境に目を移すと、ちょうど中国経済が爆発的な拡大の様相を呈しつつある時期で、高齢化の進展などに伴い、医療領域が需要ベースで青天井の成長を続けていくかのようにみえた時期でもある。しかし、そこから順風満帆に拡大を続けてきたわけではない。2010年代中盤、同社のヘルスケア領域における取り組みの中核をなしていたのは、傘下のAlibaba Health Information Technologyが手掛ける、偽物の医薬品を見分けるコーディングシステム事業やオンライン薬局事業で、依然として赤字ではあるものの順調にキャッシュフローを生み、軌道に乗りかけていた。しかし、当局の規制変更によりコーディングシステムの停止を余儀なくされ、祖業のオンラインマーケットプレイスの延長線上で医薬品販売を手掛けているだけの状態へ逆戻りした。小規模の買収を何度か実施しつつ、現在へ至るブレイクスルーを迎えるのは2019年のことだった。

Alibaba社は2019年初頭、健康診断事業で中国大手の「愛康国賓健康管理集団（iKang Healthcare Group）」を買収、11月には同大手の「美年大健康産業（Meinian Healthcare）」の第2位株主へ浮上。新たなユーザー接点を傘下に収めつつ、中国におけるオンライン診療の独自モデルの構築を模索中であることを明らかにした。前述したような同国医療システムの範疇において、同社が提示するモデルは政府・国営病院を連携しつつ規制の見直し・統合的なプラットフォームの設置を図るものであり、同社の創業者ジャック・マー氏が目指すものだった。

2020年1月、武漢市でアウトブレイクしていたCOVID-19のエピデミックへの遷移を受け、Alibaba社は迅速に動いた。同社はオンライン診療と処方箋の発行、医薬品の購入から30分以内の配達までを一気通貫で実施可能なサービスの提供を開始した。これは同社が旧来より目指していた「ニューリテール・O2O：Online to Offline」モデルをオンライン診療と融合しつつ具現化したものだ。世界においてもほかに類をみない取り組みで、遂に中国企業がヘルスケア業界の先頭集団へと躍り出た事例とも捉え得る。これを嚆矢として、同社は続けて医療機関・医師間ネットワークの構築へと乗り出し、世界中の医師と中国の医師との間でCOVID-19症例などに関する情報共有を図った。同時に、かねてより湖北省・上海市の医療機関において実用されていた画像診断AIの世界展開を進め、日本市場においても2020年3月末からエムスリー社と提携し運用を開始した。

パンデミック下の一連の動きの中、Alibaba社はオンライン診療・医薬品販売だけでなく、医療機関へのアクセスも得た。今後同社は前述した独自のオンライン診療モデルをより発展させ、具体的には、医療機関に留まらず、中国国内で目下発展しつつある先発医薬品の開発・製造・臨床実験の場や学術領域への展開など、上流方向へ内製化を進めていくのではないだろうかという見方がある。また、後述するTencent社が強みを持つ保険領域への展開も並行して行うのではないかと予想されている。

③ Tencent

WeChatという名前を耳にしたことがあるだろう。既に中国国民11億人が使用し、重要な生活インフラとなったSNSサービス、それを手掛ける企業がTencent社である。同社は広範な企業群へ出資していることでも知られており、その件数は700を越える。そのTencent社が近年、医薬領域における出資を活発化させており、2019年末時点で計52件を実施。うち31件を中国、18件を米国において行っている。

Tencent社も2010年代からヘルスケア業界への参入を進めてきた。スマート体重計を提供するスタートアップ・Picooc社への出資をはじめ、2015〜2016年にかけて医療関連の3社を立て続けに買収した。Tencent社のヘルスケア業界における目論見は、2019年末、加入者8,000万人に達した共済保険スタートアップ・水滴（Waterdrop）社と、診療所チェーン・Trusted Doctors社への出資、また患者と医師をマッチングするサービス・WeDoctor社の買収により明るみになった。一連の出資・買収により明確となったTencent社の描く全体像は、ヘルスケア領域における患者側の接点を揃え、WeChatで蓄積したデータやユーザー層へのヘルスケアサービスの統合による、同領域における顧客体験向上というものであった。具体的には、国営病院・公的医療保険が中心的な存在であった医療領域へ、O2O思想に基づくストレスが少ない診療体験や柔軟性の高い共済保険を実現しようというものだ。既にWeChatへ統合された医療保険支払いは1万件以上の医療機関で使用可能となっている。また、リアル接点に関しては現状、診療所チェーンへの出資に留まっているが、今後はAlibaba社のように、既存サービスから得た患者データを伴う、医療機関への本格的な進出も考えられる。

かねてより人工知能へ注力し、社内に3つのAIラボを持つ同社は、AI×ヘルスケア領域の取り組みも高い水準で実現している。中国当局科学技術部が2017年11月、次世代AIの発展計画および重大プロジェクトの推進と実施を担うべく発足させた「AI発展計画推進弁公室」では医療分野を専門で担当するほか、2020年初頭からのパンデミックでも、「COVID-19と戦う」と題したウェブサイトを全世界向けに各言語で開設した。同サイトでは、COVID-19のセルフトリアージ（緊急度の自己判定）を支援するオープンソースツールや情報共有アプリ「COVID-19ミニプログラム」などが提供されているほか、AIによるCOVID-19の症状の自己検査など、同社の強みを生かしたメニューが取り揃えられた。ここで注目したいのは、これらのサービスを全世界向けへの提供とした点だ。本節冒頭で述べた、世界進出を目線として動いている点が、Baidu社・Alibaba社と異なるTencent社独自の取り組みであると言える。

テクノロジー活用が前提になる世界観

世界の人口を広範にカバーするGAFA・BATがヘルスケアに参入したことで、事実上、ヘルスケア事業はテクノロジーを前提とせざるを得ない事業環境になりつつある。そして、ヘルスケア事業の価値の源泉は次第に専門知識から生活者そのものがもたらす情報へと移行していくことが考えられる。その結果として、従前のヘルスケア事業がビジネスモデルの再構築を迫られるのは必然的な動きだろう。

既存のヘルスケア業界のプレイヤーはどのように対処していくべきか、ここでは方向性のみ示しておきたい。まずは、これら巨大IT企業の取り組みや動向を察知した上で、予め生じ得る変化を推察し、変化に備えるための大雑把なシナリオを構築しておくこと。各種公開情報にアンテナを張り巡らせ、業界内での定期的な情報交換の座組みや巨大IT企業やその周辺プレイヤーとの直接的な接点を持ち、外部アドバイザーも活用して情報を能動的に取得していくことがポイントだ。こうして察知した取り組みや動向が業界や自社にどのような影響を及ぼすか、その可能性を考え、知恵を持つ人々と議論を重ねていく姿勢が大切だ。

さらに、生じ得る変化の芽が見えた際に、どのような対応を取るのか、予め定めておくことも重要である。巨大IT企業の取り組みが脅威・機会のいずれにもなり得る中で、「戦う」「手を組む」といった対応を迅速に取れるように備えておく。

各種テクノロジーの進化が著しく、「VUCA」(Volatility＝不安定さ、Uncertainty＝不確実さ、Complexity＝複雑さ、Ambiguity＝曖昧さ)と言われる今日のビジネス環境の中で、ヘルスケア業界でも“変化をプロセスとして受け止めて、学び変革し続ける”姿勢が重要となる。

第4章

あらゆる企業がヘルスケア事業者になる

ここまで事業環境とヘルスケアそのもののドメインの変化を考察し、これに呼応する形で海外のメガプラットフォーマーがヘルスケア業界で具体的な動きを見せ始めていることを概観した。そして、事実上テクノロジー活用が前提となる世界観について言及した。

本章ではそのような環境下において、異業種からヘルスケア領域へ参入してきたプレイヤーの参入形態を整理し、ヘルスケア事業の拡張の方向性を考察する。その上で、どのようなポジションを取るべきか考えていく。

ヘルスケア業界は他業界の企業からは垂涎の的

ヘルスケア領域は日本においては数少ない成長市場として他の産業から注目されている。予防などを含む広義に捉えた場合のヘルスケア産業の市場規模は、第1章でも述べたように2020年で約28兆円、2025年には約33兆円になると推定されている。その中で、特にこれからは健康保持・増進のための市場が伸びるものと見込まれている。これらの市場は社会保険制度の枠外であるものの、病気を治すことよりも健康に生活できることに対する消費者の関心が高まっていることを示す。病気の治療や介護に必要な負担が増加傾向にある中で、社会保険支出の抑制が社会的な課題となっており、必然的な流れとも言える。

加えてヘルスケア産業の収益性は他の産業と比べて一般に高い傾向に

ある。図表1-4-1は産業別の市場規模と成長性、収益性を示している。このグラフでのヘルスケア産業は、従前のヘルスケア産業、すなわち狭義の意味で捉えてほしい。市場規模では多くの産業に劣るものの、市場の成長性は狭義のヘルスケアであっても平均水準以上となっている。収益性についてはIT・通信・メディアに次ぐ水準になっている。これは健康、治療といった付加価値の高い効用を提供していることや、社会保険制度によって消費者の負担が一部外部化されていることなどが要因と考えらえる。また、少なくとも狭義のヘルスケア産業においては、ローカルルールが参入障壁となり、他の産業と比べて参入しにくい構造になっていることも高収益性の理由の1つと思われる。市場に参加する企業に課せられる法律や、製品を上市するにあたって求められる許認可など、行政が製品、サービスの質を担保するために十分な管理・監督をしている。市場参入者にはローカルルールを熟知し、ルールに従い事業を推進して、結果を出すことが求められる。簡単に参入して始められるものではない。

図表1-4-1　主要業界の市場規模・市場成長率・収益性分布[1]

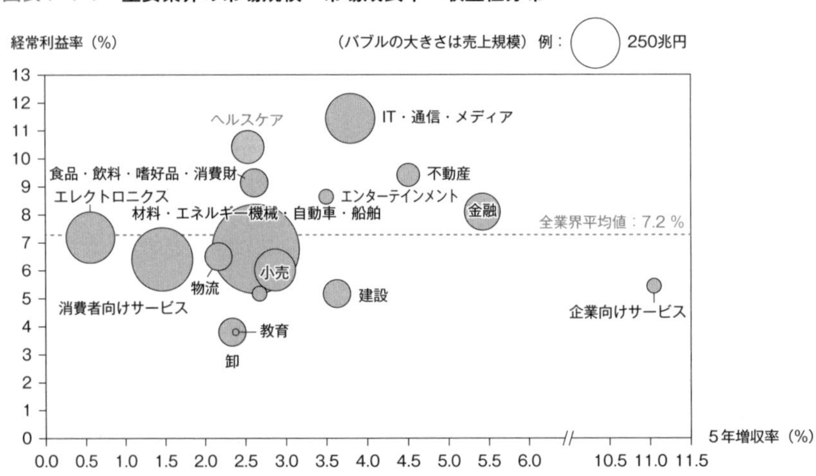

1　株式会社ピー・アンド・イーディレクションズによる分析

異業種プレイヤーによるヘルスケア領域への参入形態

そのためもあってか、この魅力的なヘルスケア業界に対して異業種から参入するプレイヤーの多くは、既存ビジネスの足場を活用して生活の中に入り込み、健康な生活者の健康維持を目的とした製品・サービスの提供で参入している。デジタル化により健康状態の日常的なモニタリングが可能となったため、デジタルプラットフォームを持つ企業がヘルスケアのアプリケーションを提供するような事例が現状多くみられる。広義のヘルスケア領域での展開であり、ヘルスケア領域をさらに拡張する取り組みとも言える。

既存ビジネスにヘルスケアの価値を取り込むパターンは、以下の3つのモデルに分類できると考えられる。

Ⅰ．拡張型　　　：自社のプラットフォームにヘルスケアのサービス・商材を載せる

Ⅱ．組み合わせ型：他業種の企業と協業でヘルスケアのサービス・商材に取り組む

Ⅲ．取込み型　　：自社のサービスに自社のヘルスケアサービスを加える

「Ⅰ．拡張型」は現事業のプラットフォーム上でヘルスケアのサービスを載せるパターンである。既に他のサービスを提供しているプラットフォーム上に新たにヘルスケアのサービスを載せていく形で拡張していく。ヘルスケアのサービス・商材は自社のものではなく、現在のサービス・商材提供者と利用者をプラットフォームでつなげる形態になる。ITプラットフォーマーのLINE社やAmazon社が始めている。

「Ⅱ．組み合わせ型」は、他業種の企業とヘルスケア事業者が現在提供しているサービス・商材を持ち寄り、組み合わせて新しいヘルスケアのサービス・商材を仕立て上げるパターンである。DeNA社とメットラ

図表1-4-2　既存ビジネスにヘルスケアの価値を取り込むパターン

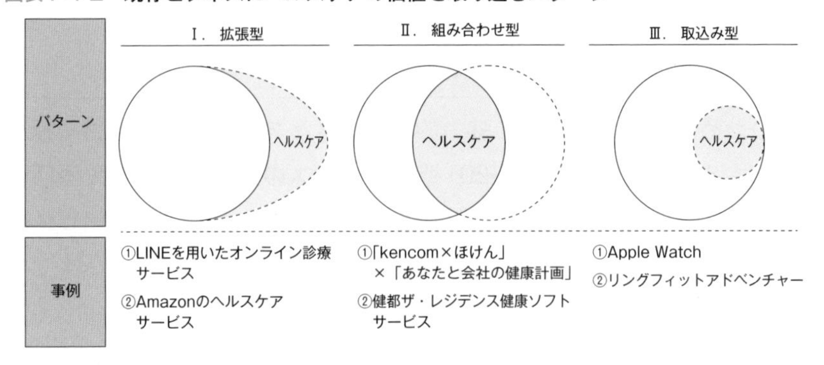

イフ生命社が健康管理アプリと事業者向け生命保険を組み合わせて社員の健康を守る健康経営のソリューションとして提供している事例や、近鉄不動産社、大和ハウス工業社、名鉄不動産社といった複数の不動産デベロッパーと国立循環器病研究センター、NTT西日本社、ドコモ・ヘルスケア社といったヘルスケアおよびインフラのサービス提供者が組んで、あらかじめ不動産物件に組み込まれたヘルスケアサービス「健都ザ・レジデンス健康ソフトサービス」の事例などがある。

「Ⅲ．取込み型」は既にある自社サービスや商材に自社開発のヘルスケア機能を付加するパターンである。健康状態をモニタリングできる機能を搭載したApple社のApple Watchや任天堂社のNintendo Switchを健康維持のツールとして活用できるアプリ「リングフィットアドベンチャー」などがこれにあたる。

▶「Ⅰ．拡張型」の事例

拡張型とは既存ビジネスにヘルスケア領域の商材ラインアップを付加して参入するアプローチである。既存ビジネスが、強固でユーザーベースが広い汎用なプラットフォームの場合に取りやすいアプローチと言える。ここではLINE社とAmazon社の事例を紹介する。なお、Amazon社の取り組みは前章でも触れたが、拡張型参入という文脈で改めてみてみよう。

①「LINEを用いたオンライン診療サービス」（提供企業：LINEヘルスケア社）

LINE社とエムスリー社が2019年4月に共同設立（出資比率は51：49）した「LINEヘルスケア社」は、2020年夏を目途にオンライン診療サービスに参入すると発表した。LINEのビデオ通話機能を通して、エムスリー社の会員をベースとする医師が患者を診療するサービスを提供する。診察料などの支払いはLINE Payなどのキャッシュレス決済となる。

2020年4月10日に厚生労働省が、COVID-19が終息するまでの「臨時的措置」として、初診からオンライン診療を認めたことは、LINEヘルスケア社にとって追い風となった。同社は既に2019年12月よりオンライン健康相談サービス「LINEヘルスケア」を提供しており、経済産業省による「遠隔健康医療相談窓口」の支援事業として2020年5月1日から6月26日まで、オンライン健康相談サービスを無償提供している。2020年4月には、全国の医師がすぐにでもオンライン診療を開始できるよう、LINEのビデオ通話を活用した「オンライン診療マニュアル」を作成し、提供した。既存のオンライン健康相談サービスと連携させることで、必要に応じて“健康相談”から“診療”に移行することも検討している。

LINEは、日本国内だけで8,600万人（2020年9月時点）[2]という膨大なアクティブユーザーを抱えており、既に日常の一部に取り込まれている。医療従事者にとっても非医療従事者にとっても慣れ親しんだコミュニケーションツールであるLINEによる診断サービスには期待が高まっている。将来は、LINEヘルスケアをLINEの中核機能の1つとして、全ユー

2　LINE社、2020年12月期第3四半期決算補足説明資料

ザーにアプローチ可能なサービスにすべく、健康診断や服薬指導、医療機関のネットワークも生かした治療といった周辺領域との連携を目指す。

LINE社のヘルスケアへのアプローチは、まさにLINEというプラットフォーム上にヘルスケアのサービスを載せていく、拡張型のアプローチである。盤石なプラットフォーム事業の強みを生かしたLINE社ならではの参入方法であり、LINEを日常的に利用している生活者に密着して、異常があったときにすぐにサポートできるヘルスケアを目指している。

②「自社EC及び物流ネットワークを活用した、病気の予防から診断・治療から薬の処方、モニタリングまで一気通貫で行えるサービスの構築」（提供企業：Amazon社）

Amazon社は世界最大クラスのEC事業で培った医療用品の流通網、レコメンド機能、およびAIアシスタントの「Alexa」といったプラットフォームを活用して、総合的なヘルスケアサービスを提供する構想を持っている。Alexaを家庭内での“健康コンシェルジュ”とみなし、予防から診断、治療およびその後のモニタリングまで一気通貫でサポートし、Amazonユーザーをヘルスケアサービスで徹底して囲い込むことを目指している。

この構想を実現するため、Amazon社は既存のヘルスケアの商流をサポートするテクノロジー企業を次々と買収し、ヘルスケア領域の機能を強化してきた。2018年6月には、薬局機能を強化するために、オンライン薬局PillPack社を約10億ドルで買収した。PillPack社は処方箋薬を、患者が飲むタイミングに合わせて個別にパックし、ディスペンサーに詰めて配送するサービスを提供している。処方箋の入力からパッケージの条件、ディスペンサーなどの選定まで、必要な手続きはすべてオンラインで完結し、薬剤はユーザー指定の住所に配送される。2019年10月には、Amazon社の社員限定のサービスとしてAmazon Careを立ち上げた。主なサービスは、(1) 医療従事者がテキストメッセージで相談を受けるサービス、(2) 医療従事者がビデオ通話で相談を受けるサービス、(3) 看護師が家やオフィスまで出張して初期的な診断や検査など提供するサービス、(4) 医薬品を家やオフィスまで配達するサービスである。同時に同社は2019年10月、オンラインでの医療診断サービスと患者の重篤度診断ツールを開発したHealth Navigator社を買収した。同社のサービスにより、患者は遠隔で、家にいるべきか医療機関を受診するべきかなどの指示も含めた診断を受けることができる。

これらのサービスはすべてAmazon Careに統合されてAmazon社の従業員のみが利用できるサービスとして提供されているが、最終的には、買収した各社のサービスをAmazon社のプラットフォームと連携させてヘルスケアのほぼすべてをAmazonで完結させることを狙っているとみられる。軽度な治療の場合には、遠隔診療の後、オンラインで処方箋を発行してもらい、医薬品もオンラインで発注でき、自宅に届くようになる。病院には必要最低限しか行かなくなる。そうなることで、医療費が軽減される。これらを「Alexa」が対応できれば、ヘルスケアのオペレーションは大幅に効率化される。

LINE社はSNS、Amazon社はECで多くの登録ユーザーを抱え、ユーザーが日常的に使う強固なプラットフォームである。多くの登録ユーザーが日常的に使う強みを生かしてヘルスケアに参入している。ただし、参入方式は多少異なっている。LINEはコミュニケーションツールであるため、その機能を活用して遠隔相談、診断で医師と患者をつないでいる。ネットワーク効果で確立した現業での競争優位性を強みに、既にネットワーク上にいる医師と患者をルールに基づいてつなぐことでヘルスケアに参入した。同じ形のサービスを他社が構築するには、かなり時間が掛かるはずである。AmazonはECプラットフォームであるため、他の商材と同様にヘルスケアサービスを出品する形で参入していると言える。プラットフォーム上で入手可能な生活に必要な製品・サービスでのラインナップを増やすことで、さらに消費者との接点が増え、プラットフォームの価値が高まっていく。

拡張型の参入は、消費者がヘルスケアサービスに接する新たな接点を提供しているとも言える。自社はあくまでプラットフォームとして、消費者（需要者）とヘルスケアサービサー（供給者）をつないでいる。現状では、提供方法が厳格にルール化されている狭義のヘルスケアサービスを提供することがチャレンジとなっている。COVID-19による特例期間や自社の社員に限定するなどの形で取り組みを行っているが、規制緩和に歩調を合わせ深耕してくるであろう。

▶「Ⅱ．組み合わせ型」の事例

組み合わせ型は既存の異業種企業とヘルスケア企業が共同で新しいサービスを創り出すアプローチである。両社に強みのあるサービスを組み合わせることで競争力のあるサービス構築を狙うパートナーシップ形式での参入である。ここでは「あなたと会社の健康計画」と「健都ザ・レジデンス健康ソフトサービス」の事例について考察する。

①「あなたと会社の健康計画」（提供企業：DeSCヘルスケア社、メットライフ生命社）

DeNA社の子会社であるDeSCヘルスケア社とメットライフ生命保険社は企業・団体向けのヘルスケア型の保険商品を共同開発した。DeNA社は、病気になってから治す「シックケア」から病気を未然に防ぐ「ヘルスケア」に転換を促し「健康寿命」を延ばすこと目指している。そのため、インターネットを活用した様々なヘルスケアサービスを提供している。

その1つにエンタメ系健康増進アプリ「kencom」がある。「kencom」はユーザーの健診結果を自動連携してアプリで手軽に見られる機能や、ユーザーの歩数・体重・血圧・血糖値などのライフログを自動で管理・

記録する機能、それらをグラフなどで表示する機能などを備えたアプリである。加えて、健診結果・性別・年代・利用ログなどから利用者ごとに選り分けてコンテンツを自動配信する機能を兼ね備えており、ユーザーが楽しみながら健康を管理・維持することを可能にしている。「kencom」は健康保険組合を通してユーザーに提供されている。健康保険組合は「kencom」を導入することにより、組合員に健康管理・維持を促している。これより健康保険組合の支出を抑えることを狙っている。

この「kencom」を保険会社向けにアレンジしたサービスが「kencom×ほけん（けんこむほけん）」である。メットライフ生命社では、「kencom×ほけん」を導入した企業・団体の健康経営を推進するための保険、「あなたと会社の健康計画」を2019年6月から販売した。「あなたと会社の健康計画」を導入した企業・団体が得る保険の配当金は、役員・従業員が「kencom×ほけん」利用して管理した運動量に応じて還元される仕組みになっている。導入した企業・団体だけでなく、役員・従業員にも運動量に応じてポイントが溜まり、様々なプレゼントが当たるチャンスを得られるなどのメリットがある。

② 「健都ザ・レジデンス健康ソフトサービス」
（提供企業：近鉄不動産社、大和ハウス工業社、名鉄不動産社、国立循環器病研究センター、NTT西日本社、ドコモ・ヘルスケア社）

「健都ザ・レジデンス」は吹田操車場の跡地約30ヘクタールに構想された「北大阪健康医療都市」の中の「都市型居住ゾーン」に建築された分譲マンションである。街のコンセプトである“健康”に合わせて、「健都ザ・レジデンス」の居住者には健康管理を目的としたサービスが提供されている。居住者のバイタルデータを「北大阪健康医療都市」内の国立循環器病研究センターに送り、同センターのシステムで解析、医療の専門家からアドバイスを受けられるサービスとなっている。加えて、投薬に関するアドバイスや高度循環器ドックの受診などのサービスもある。全住戸に、テレビ放送の受信とインターネットへの接続ができる光BOXと呼ばれるデバイス、ムーヴバンドというウェアラブルデバイス、体重体組成計、血圧計、ドコモ・ヘルスケアが提供するWM（わたしムーヴ）クラウドなどを標準装備している。各デバイスはBluetoothでつながれて、国立循環器病研究センターの国循健康管理システムと連携する仕組みである。

組み合わせ型の参入は、複数の企業が持つサービス・商材やケイパビリティを組み合わせて新しい市場を創出する試みである。「あなたと会社の健康計画」では、健康管理と法人向けの保険という比較的関連性の高い組み合わせで法人の従業員の健康管理ニーズという新しい市場に向けたソリューションとしてデザインしている。また、「健都ザ・レジデンス健康ソフトサービス」では、多くの企業が参画して実験的に地域医療と生活拠点をつなぐサービスを構築している。建物にセンサーや通信機器、管理システムを一括して設計して利便性を高めている。

▶「Ⅲ．取込み型」の事例

取込み型は既存の自社サービス・商材に自社開発のヘルスケア機能を取り込んで参入するパターンである。複数のアプリケーションを利用可能なプラットフォーム商材に、ヘルスケアのアプリケーションを開発して搭載するケースがみられる。ここでは、「Apple Watch」と「リングフィットアドベンチャー」の事例を分析する。

①「（ヘルスケア機能を標準搭載した）Apple Watch」（提供企業：Apple社）

Apple社は、Apple Watchをリリース以降、バイタル情報を取得するセンサーを搭載し、健康管理のウェアラブルデバイスへと進化させてきた。2020年5月時点では、心拍数計測、心拍数急変通知、心電図（一部地域のみ）、心拍異常検知（一部地域のみ）、騒音測定、転倒検知、月経周期の記録などの機能が利用可能になっている。

さらに、2020年6月のWWDS（Apple Worldwide Developers Conference）で、2020年秋にリリース予定のwatchOS7に内蔵された加速度計を活用した睡眠の状態をトラッキングする機能が追加されることが発表された。構想から5年の歳月を費やし、「睡眠の質を高めるための睡眠モニタリング」に軸足を置いた開発をしてきた。他社の睡眠トラッキングアプリのように、例えば、レム睡眠やノンレム睡眠の比率などの細かいデータを可視化することからは距離を置いた開発方針であった。例えば、就寝準備（Wind Down）機能をオンにすると、おやすみモードに移行し、リラックスすることが推奨され、設定した就寝時間に向けてカウントダウンされる。睡眠の質を精緻に可視化することではなく、睡眠のトータルコーディネートをすることに価値を置いている。

Apple Watchではフィットネス機能も増強され続けている。加速度計とジャイロスコープ、心拍センサーの情報を基に、全身の動きをより繊細に検知し、より正確に消費カロリーを把握できるようになった。運動の状況に応じてどのようなトレーニングをすべきかアドバイスする機能も付加された。また、衛生管理機能も実装されている。石鹸を泡立てる音をApple Watchで検出し、20秒間の手洗い時間を守るようアナウンスしたり、ユーザーが家に帰ってきたときに手洗いをリマインドしたりする機能も実装されている。

Apple社は、ユーザーが日常的に利用している自社デバイスで得られる身体の様々な信号を、ユーザーの協力のもと医学研究にも役立てている。ハーバード大学T.H.Chan公衆衛生大学院や、国立衛生研究所との協業による女性の月経周期と婦人科疾患に焦点を当てた「Apple Women's Health Study」、ブリガム・アンド・ウイメンズ病院や米国心臓協会との協業による心拍数をはじめとするバイタルサインと心臓の健康・生活の質などの関連性を研究する「Apple Heart and Movement Study」、ミシガン大学との協業により、聴覚の健康に影響を及ぼす要因を研究する「Apple Hearing Study」などを中心に研究を進めている。

② 「リングフィットアドベンチャー」（提供企業：任天堂社）

「リングフィットアドベンチャー」は大ヒットしているNintendo Switchと専用コントローラー「リングコン」を連動させ、体を動かしながら冒険を楽しめるアドベンチャーゲームである。「リングコン」は柔軟な素材からできており、ゲームをしながら様々な腕の筋肉を動かすことができる。さらに、足にSwitchのコントローラーをベルトで設置し、足の動きもゲームと連動する仕組みになっている。冒険の過程で自分が移動したり、敵を倒したりしながら、様々な筋トレやヨガの動きができるため、自然とフィットネス効果があり、運動不足や筋トレ効果が期待できる。

体験できるフィットネスの種類は、専門家の監修のもと、筋トレ系・リズム系・ヨガ系のそれぞれで、鍛えたい体の部位ごとに分かれており、60種類以上に及んでいる。初日で筋肉痛になった利用者も多く、それなりにハードな運動量が求められる。心拍数や消費カロリーなども算出し、クリアの度合いに応じて主人公がレベルアップしていき、同時に新しい筋トレやヨガ、脂肪燃焼系のトレーニングを習得していくため、自分の成長を実感しやすい作りになっている。また、レベルが上がっていくと世界ランキングにも挑戦できるようなメニューもあり、さらに高みを目指せる仕様になっている。

取込み型の事例は、アプリケーションを追加することで様々に機能を変えることができるデバイスのプラットフォームに、ヘルスケアのアプリケーションを取り込むことでヘルスケア領域に参入する方法である。十分に普及しているプラットフォームであれば認知される機会が多くなり、ヘルスケアアプリの魅力がプラットフォームの普及に役立つ相乗効果が期待できる。加えて、継続的に蓄積することでより価値が高くなる利用者個人のバイタルデータをできるだけ早く、多く蓄積させることで、利用者のプラットフォームへの依存度を高めていくことが事業的には肝となる。

新規参入者が引き起こすヘルスケア産業の構造変化

ここまでみてきた事例からわかる通り、異業種からのヘルスケア事業の多くは、ICTとの組み合わせにより、専門家に管理された領域ではなく消費者の意思で利用・購買が可能な領域で生み出されている。そして、これらのサービスは消費者の日常生活に密着しており、生活を起点に健康をサポートするものが多い。加えて、診断や治療と部分的に連携したサービスが出始めていることから、将来的には生活起点の健康サポート

図表1-4-3　新規参入者によるビジネス構造の変化

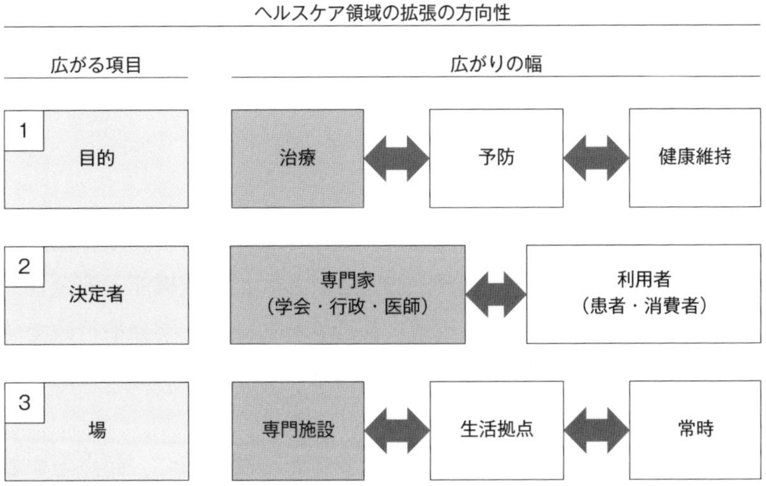

ヘルスケア領域の拡張の方向性

広がる項目	広がりの幅				
1 目的	治療	⇔	予防	⇔	健康維持
2 決定者	専門家（学会・行政・医師）	⇔	利用者（患者・消費者）		
3 場	専門施設	⇔	生活拠点	⇔	常時

から診断・治療に至るまで一体化する方向に向かうと考えられる。

これらを考慮すると、新規参入者によりヘルスケアの利用・購買に対する目的、決定者、場の3つの方向性でビジネス構造の変化が起きていると考えられる。

1. 目的

従前のヘルスケア事業は健康でない状況を認識したときに利用する商材やサービスであったが、これに加えて、病気の予防や健康維持のための商材やサービスが増えてきている。体力の衰えなど不調を感じたときに利用し始めて習慣化する健康食品やサプリメントなどがこれにあたる。新たなプレイヤーは消費者との日常的な接点を強みとしており、健康な状態の消費者に対して、健康であることを自覚させ維持することを目的としたサービスを展開している。

「Ⅱ. 組み合わせ型」「Ⅲ. 取込み型」のプレイヤーは日常生活における消費者の体調を把握して、健康維持に貢献している。特に「Ⅲ. 取込み型」のプレイヤーのヘルスケアサービス・商材は、既存のサービス・商材を利用しながら健康管理につなげる仕組みとなっており、健康な状態から健康でなくなったときの対応につなげる方向に向かっている。「Ⅱ. 組み合わせ型」は医療系サービスとの組み合わせで一気通貫していることが特徴と言える。

2. 決定者

ヘルスケア業界では、上市の規制、健康保険の適用、診断、治療法の普及など、専門家の世界で購買が決定される。品質（機能と安全性）を担保するために利用・購買が厳密に管理されている。学会や行政で認知されなければサービス・商材として認識されないし、医師に浸透して初めて治療に適用されたり処方されたりする。

ところが、ヘルスケア業界以外のプレイヤーにとって、起点とする顧客は患者や消費者であり、専門家ではない。新規参入の事業構想の目線は病気ではなく生活である。新規参入者が消費者起点で健康維持のヘルスケアサービスを導入していった場合、現在のヘルスケア事業者の位置付けは特殊な領域の商材やサービスを提供する業者という位置付けに変わっていく可能性は否定できない。例えば「Ｉ．拡張型」の事例のように、ITプラットフォーム上で病院の診療が販売されることを想定すると、Amazonの星の数で病院が評価される時代も訪れるかもしれない。

3. 場

現在ではヘルスケアのサービス・商材は管理された施設でそれぞれ単独に利用・購買されるのが一般的である。医師に提供される治療や、薬剤師によって提供される医療用医薬品などが典型例と言える。在宅で提供されるサービス・商材もあるが、医療として医師に管理されている。

新規参入者のヘルスケアのサービス・商材は、他の産業で一般的に購入され利用されているサービス・商材と同じように利用・購買されている。プラットフォーム上でヘルスケアを組み込んでバンドル販売されていたり、個人の生活の中でデータ収集していたり、利用の場はより生活の場に近づいていく。さらにウェアラブルデバイスで常時利用されている状態になりつつある。そしてその先には、消費者の利用から対価を得るというよりも消費者を囲い込む手段となり、別の形での収益モデルの可能性が高まっていくだろう。

以上のような構造変化の方向性3軸（1．目的／2．決定者／3．場の順）で、各サービス・商材の違いに着目すると、それぞれ以下のようにポジショニングが異なっていることがわかる。

■狭義のヘルスケアサービス・商材

【医薬品・在宅医療など】

1. 治療／2. 学会・行政や医師／3. 専用施設や生活拠点

■異業種プレイヤーの3つの参入パターン

【Ⅰ. 拡張型】

1. 治療／2. 患者や消費者／3. 生活拠点

【Ⅱ. 組み合わせ型】

1. 健康維持／2. 消費者／3. 生活拠点

【Ⅲ. 取込み型】

1. 健康維持／2. 消費者／3. 常時

「Ⅰ. 拡張型」は決定者が変わるのが主な変化であるが、「Ⅱ. 組み合わせ型」は目的が健康維持になり、「Ⅲ. 取込み型」は場が常時となり、狭義のヘルスケアのサービス・商材とは対照的な位置付けとなる。

「Ⅰ. 拡張型」の決定者が患者や消費者になるのは、選択肢が広がることと選択のための情報が充実することにより起こる。一般的に、体験しなければわからないサービスの品質がネットのユーザー上の評価により概ね把握できるようになっている。食べログなどはその典型的な例である。食べログの星の数により、主観的にならざるを得なかった外食店の比較を客観的に行う基準ができた。ロケーションや知人からの評判などの限られた情報から選択するのではなく、ある程度客観性のある判断基準が与えられて選択への不安が解消されている。「Ⅰ. 拡張型」のヘルスケアのサービス・商材にも客観的な基準を設けることは容易である。そうなると、医師の選択に加えて、医師に任せられていた治療方針や処方薬の選択も、ネット上の情報で患者や消費者が判断して医師にリクエストするようになる可能性もある。

「Ⅱ. 組み合わせ型」のサービス・商材では目的が健康維持になる。生活拠点において日常的に健康状態を把握し、その変化を捉えることで早期の対応を可能にすることが、サービス・商材の主な提供価値となる。生活拠点を抑えているので一旦始めると変更しにくい。その上、日常生活でのバイタル情報を収集しているため、継続性が高まる。その結果、狭義のヘルスケアでは得られない患者個人の健康関連情報を持つことになり、治療の選択に影響を与える位置付けとなり得る。

「Ⅲ．取込み型」のサービス・商材ではほぼ無自覚にヘルスケアのサービス・商材を利用することになる。常時消費者と接することで集まる情報も飛躍的に増え、質も高まっていく。

「Ⅰ．拡張型」「Ⅱ．組み合わせ型」「Ⅲ．取込み型」それぞれのポジションは、治療目的の狭義のヘルスケアに対するニーズが発生する前に入口で押さえることを狙っていると言える。新規参入者は現業の強みを生かせるポジションで消費者にヘルスケアにかかわるサービス・商材を提供している。健康状態の変化をいち早く察知して、より高度なヘルスケアサービスにつなぐことを可能にしている。

一方で、情報を集めたり、別のサービス・商材の情報を提供したりするだけでは、価値としては弱いとも言える。健康を維持することが価値なので、変化があったときに健康な状態に戻す対策が適切に提供されて

図表1-4-4　**ヘルスケア領域での取り組みのポジション**

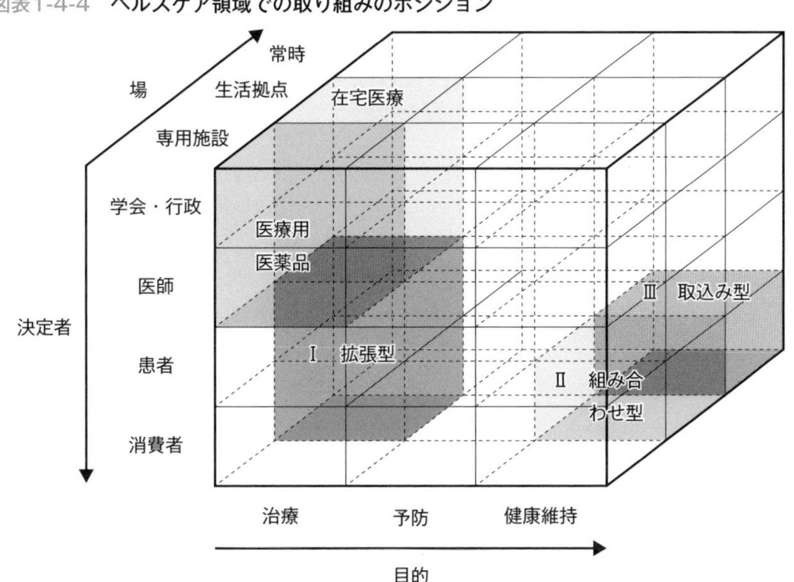

初めて価値が実現できる。従って、今後は全体が連携する仕組みに向けて合従連衡が進んでいくものと思われる。

以上のように、新規参入する場合には、現在の事業での強みを生かして長期的に維持し得るポジションを見出し、そのポジションを確保するための戦略を考え実行したい。

昨今、COVID-19などの影響により、特に環境の変化が激しくなっており、厳格な衛生管理が一般的になってきている。移動に伴う検疫で求められる精度は上がり、接触管理、飛沫飛散の予防・除菌などがどこでも行われるようになっている。マスクや手洗い、消毒などはエチケットのレベルになった。仕事や学校がリモート化することで、健康状態も変化する。運動不足、目の疲れなどリモートでの仕事やエンターテインメントなどに特有の健康への影響も出てくるだろう。職場や学校にいない社員や児童・生徒の健康状態を管理するニーズも出てくる。

こういった変化は新規参入者には絶好のチャンスと言える。新規参入を検討している企業では、既存のプレイヤーの先入観や常識を超えた思考で参入すべきポジションを捉え、新たなヘルスケアのサービス・商材を提供する戦略を立案しなければならない。

第2部

変革を迫られる日本のヘルスケア事業

第2部 変革を迫られる日本のヘルスケア事業

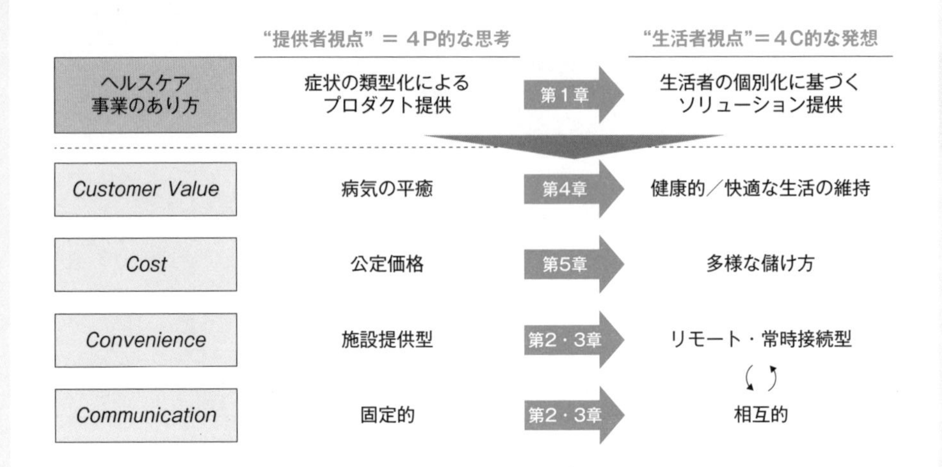

第1部ではヘルスケア業界を取り巻く環境変化を起点に、マクロ的な視点からヘルスケア業界とヘルスケア事業者がどのように変わっていくのかについて論じた。第2部では、日本国内で現在起きているヘルスケア事業の変化を考察しながら、顧客への価値提供のあり方やビジネスモデルの変化などに注目していく。

今後の変化を占う意味でも、ヘルスケア業界のみならず、他業界で起きた・起きているアナロジーも活用し検討を進めていく。異業種・隣接業界における数々の新しい事例をみていくことで、ヘルスケア業界の新たな可能性を感じていただくことができるだろう。

ヘルスケア業界は規制の厳しさもあり、マーケティングの4P（Product、Price、Place、Promotion）的な思考では可変的な打ち手の幅は広くなく、硬直的な発想となりやすい。生活者を中心に据えた4C（Customer Value、Cost、Convenience、Communication）的な発想でビジネスを捉え直し、新しいヘルスケア事業を考えるきっかけにしていただきたい。

第 1 章

症状の類型化から価値を変える

患者・顧客にとっての医療の価値

狭義のヘルスケア産業を構成する多くの業界は規制産業であり、事業を行うにあたって免許の取得、認可、届出、行政による厳しい監督などがなされている。これには、事業者側が経済合理性を追求すると患者（顧客）側が不利益を被るケースがあるから、という側面がある。また、専門性が高い分野であるために、患者自身では医療行為や処方行為の妥当性を判断することができず、規制により患者を情報の非対称性から守る必要があるという見方もできる。つまり、ヘルスケア産業の特徴を簡潔に表現すると、次の2点に集約される。

① ヘルスケア産業は専門性が高い分野である

② ヘルスケア産業はその製品・サービスの妥当性を患者（顧客）側から判断しにくい

病院を含むヘルスケア企業の多くは、①の考えに基づき、ヘルスケアのコア機能である治療効果の向上や診断結果の信頼性向上など高度な医療サービス提供に向けて注力してきた。それは病院を病院たらしめる、製薬企業を製薬企業たらしめる企業活動と言える。一方、患者（顧客）側は提供者の質を適切に理解・評価することができるのだろうか。②に記述した通り、実際には高度な医療サービスを患者が理解・評価することは非常に難しい。高度な医療のサービス・行為そのものを認識することすら難しいだろう。このような観点に立つと、高度な医療サービスを提供し続けることが、ヘルスケア産業と患者のために、はたして最善なのだろうか、という疑問が浮かんでくる。

ヘルスケア産業は一体どんな製品・サービスを患者（顧客）に提供し

ていくべきなのだろうか。換言すれば、患者（顧客）は普段病院や薬局などヘルスケア企業に対して、“顧客として”どのような価値を求めているだろうか。もちろん、その価値の中核には良質な医療サービスがあることに異論はないだろう。しかし、何をもって患者は“良質”と判断するのだろうか。

この答えのヒントを得るため、弊社・ピー・アンド・イー・ディレクションズでは、2010年と2020年の定点で50歳以上の生活者500人を対象として、病院・クリニックならびに調剤薬局に対する満足度調査を行っている。具体的にはそれぞれの施設で感動した体験と嫌な思いをした体験についてのアンケートである。それらの結果が、図表2-1-1～図表2-1-4である。

まず、図表2-1-1をみると、多くの患者が病院・クリニックで感動した体験として、「効果の高い治療、信頼できる診断結果」「治療内容、症状に関する詳細な説明」といった医療のコア機能とも言える項目を挙げている。その一方で、付帯的な機能である医師や看護師などの親切な対応を挙げる患者も多い。「医師の丁寧／親身な診察」「医師の優しい言葉遣い・気遣い、患者フォロー」「看護師・スタッフの適切な処置、親切

図表2-1-1　**病院・クリニックで感動した体験**

分類		回答人数	構成比
コア機能に関すること	効果の高い治療、信頼できる診断結果	39	8%
	治療内容、症状に関する詳細な説明	30	6%
	急患対応・休日診療	10	2%
付帯的な機能に関すること	看護師・スタッフの適切な処置、親切な対応	30	6%
	医師の丁寧／親身な診察	27	6%
	医師の優しい言葉遣い・気遣い、患者フォロー	26	5%
	待ち時間が短い	4	1%
その他		9	2%
特になし		303	63%

図表2-1-2　**病院・クリニックで嫌な思いをした体験**

分類		回答人数	構成比
コア機能に関すること	医師の誤診・不十分な処置	24	5%
	医師の説明不足	22	5%
	看護師のスキル・処置不足	9	2%
付帯的な機能に関すること	長い待ち時間	103	21%
	医師の態度・言葉遣い	66	14%
	スタッフの態度	10	2%
	看護師の態度・言葉遣い	9	2%
	患者への配慮の欠如	9	2%
	診療費用に対する不満	3	1%
その他		16	3%
特になし		211	44%

図表2-1-3　**調剤薬局で感動した体験**

分類		回答人数	構成比
コア機能に関すること	医薬品に関する丁寧・詳細な説明	41	8%
	薬の服用履歴の管理や服薬指導	18	4%
	医薬品を届けてくれたこと	12	2%
	医師への処方内容の確認	6	1%
	飲みやすい医薬品を出してもらえること	2	0%
	処方箋に記載の医薬品が必ずある	2	0%
付帯的な機能に関すること	優しい言葉遣い・気遣い・患者フォロー	32	7%
	待ち時間の短さ	5	1%
	休日や夜間の営業	2	0%
その他		4	1%
特になし		362	74%

な対応」を合わせると、コア機能を上回る実に83人がこれらの項目を挙げている。2010年3月に同じアンケートを行った際にも同様の結果と

図表2-1-4　**調剤薬局で嫌な思いをした体験**

分類		回答人数	構成比
コア機能に関すること	処方箋に記載の医薬品の欠品	16	3%
	オペレーション上のミス	7	1%
	医薬品に関する説明不足	7	1%
	医薬品の服用履歴の管理や服薬指導の不足	2	0%
付帯的な機能に関すること	待ち時間の長さ	42	9%
	気遣いのなさ	15	3%
	プライバシー等の患者への配慮不足	10	2%
	費用に対する不満	5	1%
その他		9	2%
特になし		370	77%

なっている。

逆に病院・クリニックで嫌な思いをした体験（図表2-1-2）としては、病院オペレーションである「長い待ち時間」の件数が最も多く、アンケートに回答した方のうち、実に5人に1人となっている。病院の中心的な存在である医師に関連する嫌な体験の全体数に匹敵する件数である。一方、医師に関連する経験の中では、医師の態度や言葉遣いに対する不満が最も多く、医療のコア機能に対する不満を大幅に上回っている。

コア機能よりも付帯機能に不満が多い傾向は、調剤薬局でも同様である（図表2-1-4）。調剤薬局でさらに特徴的だったのは4人に3人は感動した体験も嫌な思いをした体験もないという点である。これはコア機能も含め調剤薬局の提供価値が患者（顧客）に浸透していない可能性を示している。

要するに、ヘルスケア産業においてはコア機能そのものの良し悪しだけでなく、治療等に至るまでのプロセスや患者（顧客）に対する医師・スタッフ等の目線・配慮といった付帯機能についても、患者は同等程度に重視しており、これらを包含して良質な医療サービスか否かを判断していることになる。換言すれば、専門性を高めることだけが患者（顧客）にとっての価値を生んでいるのではなく、もっと多様な価値の生み方があり得るということになる。

コア機能だけでない価値提案のあり方

多様な価値の生み方として具体的にどのような価値があり得るかを考えるために、コア機能とは異なる価値を生み出そうとしている試みとして2つの事例を取り上げる。

【事例1：青梅・よみうりランド慶友病院】

コア機能から付帯機能にも着目した病院の事例として、まずは医療法人社団慶成会が運営する青梅・よみうりランド慶友病院を挙げる。慶友病院は“豊かな最晩年”の実現を理念に掲げる高齢者向けの病院である。

同病院は4つの特徴的な価値提案を行っている[1]。1つ目は成人とは異なる高齢者の心身機能の状態や薬への反応を考慮した医療の提供である。必ずしも最大限の医療行為を施すのではなく、患者に残された能力・状況に応じて検査・投薬などを控えることで、患者の能力を引き出し少しでも自立することを目指す。2つ目は介護・看護・医療の一体提供である。生活者（＝高齢患者）の生活を中心に置いたサービス提供を図り、最晩年の“終の棲家”を実現する。3つ目は患者が嫌なことを強いず、必要とされていることを感じられる尊厳の提供である。“お年寄り”として対応するのではなく、患者一人ひとりの個性に合った対応を標榜する。このため、ペットと触れ合える場所を提供したり、お酒の持ち込みも自由である。4つ目は、自分の親を安心して預けられる場所であることだ。例えば、寿司やフィレステーキ重のような特別メニューを提供す

1　慶友病院ホームページ：https://www.keiyu-hp.or.jp/about/

る美食倶楽部を開催したり、外でお茶を楽しむ和菓子の会を開催するなど、最晩年の病院であることを忘れるようなイベントも少なくない。患者家族は24時間面会可能で、施設内に宿泊することもできる。患者家族の介護にまつわる精神的・肉体的負担を病院が引き受けることを標榜し、患者家族が面会に行きたくなる場づくりに努めている。

このように、慶友病院の価値提案は、コア機能である「高度な医療行為を提供する」「治療する」ことのみに注力しているのではない。慶友病院では患者のみならず患者家族を含めた「ありたい姿の実現」「自由で豊かな時間」に重きを置いた価値提案をしている。言い換えると、「病気に向き合うこと」よりも「人と向き合うこと」を重視しているとも言える。

ちなみに2020年春のコロナ禍においても、同病院は家族を含めた面会禁止の措置を取る一方で、いち早くホームページとFacebookを通じて院内の様子を伝えることで家族の心配を軽減する取り組みを行っている。

【事例2：アステラス製薬】

コア機能だけでない価値提案の例の2つ目として、病院と同じく厳しい規制下にある製薬企業の取り組みから、アステラス製薬社の事例を取り上げる。アステラス製薬社は2019年11月、米国のプラットフォームソリューション提供事業者であるWelldoc社とデジタル治療法の開発および商業化に関する戦略的提携を締結した[2]。Welldoc社はBlueStarと呼ばれる成人の1型および2型糖尿病患者を対象とした疾患自己管理支援アプリケーションを提供している。同アプリケーションは、血糖値データや服薬情報、食事・運動履歴等を取得することにより、患者・医師双方に対して疾患管理やアドバイス等を提供している。米国では臨床試

2　アステラス製薬ホームページ『アステラス製薬とWelldoc社 デジタルセラピューティクスに関する戦略的提携』、(2019年)：https://www.astellas.com/jp/ja/news/21546

験が行われその有効性が確認されたことからFDAより承認を取得しているが、アステラス製薬社はこれを日本および一部のアジア地域向けに共同開発、商品化していくという。

アステラス製薬社では2018年に立案した経営計画より、医療用医薬品事業で培ってきた強みを異分野の技術と融合することで新たな価値創出を目指すプログラムを開始している。同社では糖尿病の医薬品としてスーグラ錠などを販売しており、この強みにBlueStarを融合することで新たな価値を生み出そうとしている。「患者の生活そのもの」をトータルケアするという発想に基づくものである。

2型の糖尿病はいわゆる生活習慣病であり、治療の基本は食事療法と運動療法になる。あくまで薬物療法は補助的な役割になることが多い。つまり、元来の医薬品の提供価値だけでは十分な効果を得られないことを意味する。しかも完治が難しいこの病気は患者の視点に立ってみると治療における自己管理の割合が非常に多く、継続して管理を行っていくのはかなり骨の折れるものとなる。忙しいときにも治療に関するアドバイスをもらうことができると、大変便利である。医師の立場からしても患者の生活状況を常に把握することができれば、知らない間に治療を中断していた、というようなことを減らすことができる。つまり、この取り組みは患者・医師視点の困りごとに焦点を当てそのコスト・手間を低減することで、過度に病気を気にすることなく日常生活を過ごすことができるようにするものである。本取り組みは、医薬品単体でのプロダクト売りとは明確に異なる価値提供と言える。

また、この取り組みを行うことでアステラス製薬社は少なくとも2つの点でこれまで持ち得なかった有益な点を手にすることができた。

1つは、医師との継続的な接点の確保である。製薬会社の営業と言えば、MRが病院回りをして医師と面会し情報提供を行うのが一般的だが、その接点は断続的、かつ短時間であることが多い。しかし、このアプリケーションから患者の情報を取得することになれば、日常的に医師との接点を持つことが可能となる。種々の規制によりこの接点を通じてできることは限られるだろうが、少なくとも日常的に企業名を想起してもらえるようになる。このことは面会謝絶やリモート面会が頻発したコロナ禍において、より重要性を増す。また、これまでのマーケティング・セールスのあり方を変える可能性がある。

もう1つは、患者との直接的な接点の構築である。これまでのプロダクト売りでは、「メーカー→卸→病院・薬局」という形の流通構造になっており、メーカーが直接的に患者と接点を持つ機会は多くなかった。しかし、Welldoc社と協業することで患者との直接の接点を有した。一般に、メーカーは流通の階層構造により消費者接点を持つことが少なく、消費者行動の理解に乏しい。製品がどのように使われるのか、どのような困りごとがあるのか、どのような製品が求められているのかなどについて、メーカーが持つ情報は少ない。消費者接点を持つ仕掛けをつくることで、より深い消費者行動の理解が可能となり、次なる価値づくりのインプットを手に入れることができるようになった。

以上、まとめるとアステラス製薬社の取り組みは“病気を治療する”という医薬品のコア機能の高度化だけではなく、患者視点における全体の価値に目を向けることで「自己管理の手間を減らす」あるいは「本来医薬品だけでは実現が難しかった治療効果を享受する」という製薬企業としてコアではなかった価値を取り込むことにつながる。この取り組みが新たな顧客・消費者接点を創出し、また新たな価値につながる正のサイクルを生み出すきっかけとなるはずである。

アンメット“メディカル”ニーズから アンメット“シチズン”ニーズへ

慶友病院とアステラス製薬社の事例は、いずれもコア機能における価値に加えて付帯機能における価値を提供したものである。その本質は、

「プロダクト・サービスの生み出す直接的な価値」を追求するのではなく、「生活者（患者）にとっての価値」を追求したものである。このような価値提案を、他のヘルスケア企業がさらに行っていくためには何が必要なのだろうか。

先発医薬品メーカーはアンメット“メディカル”ニーズを満たす薬の開発を目指し、「薬の効果」に焦点を当てる。しかし、はたして薬の効果だけで、生活者にとって満たされていないニーズ（＝アンメット“シチズン”ニーズ）は解決されるのだろうか。また、後発医薬品メーカーはその定義から新薬と同等ながら安価な薬の開発・生産を目指し、「ローコストオペレーション」に焦点を当てることが多い。真の意味で患者の生活や病院・薬局の困りごとに焦点を当てた価値提案ができているかを改めて考えてみると、どのような商品開発のアプローチになるだろうか。もう一度、生活者の困りごとを注視した場合、調剤薬局やドラッグストアには何ができるだろうか。調剤という観点では処方された薬を適切に調剤する以外にできることはないだろうか。例えばコロナ禍では遠隔医療が一部解禁されリモートでの調剤も可能となったが、有形店舗を有するチェーンが場所に根を張っているからこそ解決できる患者・消費者の困りごとはないだろうか。

狭義のヘルスケア産業は高い専門性ゆえの厳しい規制により、製品・サービスや販売価格、販売場所、広告・情報提供のあり方などについて、非常に多くの制約が存在する。マーケティング戦略をサプライヤー目線の4P（プロダクト、プライス、プロモーション、プレイス）で改めて考察してみる。プロダクトは承認が必要なことが多く、プライスも公定価格になっていることが多い。医療法人には原則営利組織が参入できないのと同様に、プロモーションにおいても営利的な活動は非常に難しくなっている。さらにプレイスもコロナ禍で緩和される方向に変化しつつあるとは言え、まだまだ病院や薬局など限られた場所での限られたサービス提供しか認められていない。つまり、ヘルスケア産業において、

4Pのそれぞれの変数はほぼ動かしようがなく、提案価値は自ずと製品・サービスそのものの機能に絞られることになりやすい。企業間の競争戦略においても、どのような機能を有する製品・サービスを開発するか、という1つの軸での競争に陥りやすい。

他方、一歩引いてヘルスケア企業が提供している価値をユーザー目線の4C（コンシューマー・バリュー、コスト、コミュニケーション、コンビニエンス）で捉え直すと、マーケティング戦略はどのように変わってくるだろうか。少なくとも製品ありきの状況からではなく、顧客価値の視点から思考がスタートする。4Pから4Cに視点を変えることで、そもそもの価値提案の軸を製品機能から顧客にとっての価値に移すことができるようになる。

提供者目線の4Pから、ユーザー目線の4Cへの発想の転換。これがヘルスケアサービスの価値そのものを再定義することになり、機能軸での競争から脱却できる可能性が出てくるだろう。たとえ狭義のヘルスケア産業といえども、当然商売の要素は含まれる。商売とは、「相手のできないことをして差し上げること」であり、医療サービスや医薬品そのもの以外にもできることがあれば、それを価値提案に含めることはより豊かな患者の生活の実現と今後の企業成長に資することになるだろう。

第2章

ヘルスケア業界に求められるビジネスモデル転換

第1部ではヘルスケア領域の拡張の方向性の1つとして商品・サービスの提供場所の変化を挙げた。病院やクリニック、調剤薬局などの管理された施設での商品・サービス提供から、生活拠点や常時接続状態での商品・サービス提供へと提供形態が変化してきている。本章では、この提供形態の構造的な変化（＝ビジネスモデル転換）による参入機会について考えていくが、ヘルスケア業界における変化はまだ始まったばかりであることから、先行する別業界の例から類比していく手法を取る。具体的には、直近で大きな構造変化が起きており、提供形態の変化を捉える意味で参考になるアパレル小売業界を選んだ。

「店舗・施設型モデル」の終焉

2019年9月25日、日本経済新聞は「フォーエバー21、10月末で日本撤退」と報じた。その1週間後の10月2日、「オンワード、国内外600店舗閉鎖」の記事。翌2020年の5月15日には、「レナウン、民事再生手続き開始」の記事が紙面に踊った。身近で有名なアパレル3社の発表に驚かれた方も多いのではないだろうか。アパレル業界ではここのところ店舗閉鎖と経営破綻が相次いでいる。米国の事例としても、日本でも有名なBarneys New York社が2019年8月に経営破綻、既に紹介したForever 21社も同年9月に破綻している。

これらのアパレル関連会社の破綻には各種要因が複合的に絡み合っているものの、Amazonなどのネット通販の台頭による顧客の購買行動の変化が特に大きな要因となっている。老舗高級百貨店であるBarneys New York社については、主力とする高級衣料品のマーチャンダイジング（品揃え）の時代錯誤やニューヨークの地価上昇に伴う本店への賃料圧迫の状況にある中で、売上を支えていた高額購入者がEC経由での購入に切り替えてしまった。Forever 21社については、2009年に東京・原宿に出店し大きな話題を呼んだファストファッションブームの火付け役の1社であるが、日本に限らず世界において品揃えの陳腐化が顕著になったり、出店先の大型商業施設の集客力自体がネット通販などへの顧客流出により低下したこともあり、店舗への集客も減少してしまった。百貨店中心の展開であるレナウン社については、ブランド力の低迷により専門店やネット通販への顧客流出で集客力が弱っていた中で、COVID-19による営業休止でとどめを刺される形となってしまったようだ。これらの事例に象徴されるように、今アパレル業界には大資本が受け止めきれないほどの大きな構造変化が起きている。アパレル業界では先の例に限らず世界中で事業展開の見直しが加速している状況にある(図表2-2-1)。

アパレル業界における構造変化への対応を捉える上で、世界の有力企

図表2-2-1　**事業縮小を発表した主なアパレル会社**

企業	主要ブランド	縮小状況
Inditex	ZARAなど	世界で1,200店を閉店
レナウン	ダーバン、アクアスキュータム	民事再生
三陽商会	MACKINTOSH LONDON.、Paul Stuart.	国内150店を閉鎖
オンワードホールディングス	23区、組曲	国内外700店を閉鎖
Gap	GAP	北米中心に数百店を閉鎖
ファーストリテイリング	UNIQLO、GU	韓国のGU店舗をすべて閉鎖
L Brands	ヴィクトリアズ・シークレット、ピンク	北米中心に約250店舗を閉鎖
Forever 21	フォーエバー21	破産

業がどのような戦略を取っているか、例として、世界売上高トップ5に入るInditex社（ZARA）、ファーストリテイリング社（UNIQLO）、Gap社（GAP）の動向に触れておきたい。

スペインのInditex社（ZARA）は、近年アパレルに留まらずインテリアへとラインを拡げる“Person to Home”戦略を展開中だ。アパレルで築き上げた少量生産の多品目商品を週2回店舗に高頻度納品するというファストファッションの手法を、まだ前時代的な販売モデルであったインテリア業界に持ち込むことで拡大していく戦略である。アパレル事業自体、EC注文品の店舗受け取りやECから店に取り寄せて試着するといったC&C（クリック＆コレクト）でも成功してEC化が進んでいることもあり、ZARAはインテリアでも店舗出店ではなく、オンラインでの販売を中心に展開することで時代適合を進めている。つまり、アパレル以外への領域拡大×オンライン化により今後の時代を戦っていく方針である。日本のファーストリテイリング社（UNIQLO）はアジアを中心に出店攻勢をかける店舗拡大戦略を採っている一方で、“情報型製造小売業”（柳井正社長）を目指し、オンライン化にも舵を切っている。EC専用のICタグ管理の自動化倉庫を強化する「有明プロジェクト」を推進することで、SPA（製造小売）企業らしくサプライチェーン全体を革新する形でオンライン強化に取り組んでいる。米国のGap社（GAP）はネット通販に軸足を移すEC化戦略を採っており、店舗での取り置きサービスである「reserve in store」のようなO2O（Online to Offline）施策が有名である。日本でも早い段階から公式オンラインサイトをスタートするなど力を入れている。他の2社同様、オンライン化の戦略ではあるが、面白いのは彼らの重要経営指標は“年間いくつ出店したか”ではなく、“年間いくつ退店したか”になっていることだ。店舗はあくまでECに誘導するための“ショールーム”で、収益の源泉はECサイトである。2011年、Gap社はアメリカの125店舗を閉店することを他のアパレル企業に先駆けていち早く発表。日本でも、2009年11月に出店した原宿の旗艦店を2019年5月に閉店している。理由は店舗運営のコストをネット通販へ投資するための戦略的撤退であると言う。業界の中で“退店を戦略とする”先駆け企業である。

世界のSPAおよびファストファッションの代表3社は、三者三様の取り組みを進めながらも、成長セオリーであった実店舗出店から急速にシフトしている。出店こそが成功の大原則であった小売業だが、すでに撤退が戦略になり始めているのだ。もっと言うと、実店舗は成長のための「投資」ではなく「足かせ」になってしまっている。

この構造変化はアパレル業界だけに留まる話ではない。近い将来、確実に小売店は全般的に閉鎖が進んでいくことだろう。その兆しが、コンビニチェーンの変調だ。特に業界トップのセブンイレブンは、その渦中にある。2019年2月頃から時短営業をめぐって本部とオーナーの対立が鮮明となったことを受け、セブン＆アイホールディングス社は2019年10月に事業構造改革を発表。加盟店に課しているインセンティブチャージを減額する一方、2019年下期以降に全国約1,000店舗の閉鎖と立地移転を進めることで不採算店の整理を断行するとした。セブンイレブンが日本で採ってきた「ドミナント戦略[1]」がピークを迎え、新時代の象徴となる出来事となった。実際、これまで継続して出店による店舗純増を達成してきたコンビニエンスストアも2019年12月末時点で店舗数が初の減少となっている。人口減少に加えて、ドラッグストアなど他業態との競争激化も逆風であり、また人手不足による人件費の上昇で店舗経営の難易度が増してきている。コンビニエンスストアの需要を奪う形でドラッグストアが拡大を続けているものの、2019年度の新規出店数は2018年度比横ばい、閉店を差し引くと3年ぶりの減少となった。都市圏を中心に出店余地が少なくなり、品揃えの同質化により価格競争が厳しさを増してきている状況にある。COVID-19の影響で実店舗を構えるこ

1　ドミナント戦略：特定の地域に集中的な出店を行うことにより、その地域を支配的なものにする戦略。

との意義も問われることとなった。

いわゆる“Amazon Effect”によって、米国ではこの3年間に小売1万店が閉鎖に追い込まれている。米UBS社の調査によると、2018年から2026年までに7万5,000店が閉店する予測だ。Amazonの強さは「早い・安い・便利」に集約される。自前の物流網を整備することでの即日配送、書籍のロングテール[2]で話題となった圧倒的な品揃えを背景とした集客力と低価格販売、そして実店舗に行って商品を探すのが億劫になるほどの利便性の高さである。加えて、Amazon プライムなど囲い込みサービスも強力で、日用品などで価格や利便性を重視するカテゴリを中心に顧客は実店舗から急速に離れている。実店舗として残るのは試着が必要なファッションくらいというのがAmazon黎明期の一般論だったが、アパレルについても力を入れた結果、アパレル業界の実店舗に大きな影響を与えることとなった。Amazonだけでなく、多くの有力なECプラットフォーマーが規模拡大を進める中で、今後も急速に商いの場がオンラインへ移行していくことになるだろう。

ヘルスケア業界における
リモート・オンライン化の進展と事業機会

実店舗の閉鎖とリモート・オンライン化への移行は、ヘルスケア業界にとっても決して対岸の火事ではない。中でも調剤薬局やドラッグストアなどの店舗型ビジネスにおいて、アパレル業界と同様の急激な変化にさらされれば、一気に店舗閉鎖が進むことも起こり得る。店舗型ビジネスだけではなく、施設型でサービス提供を行う病院などでも同様だ。

アパレル業界のほか、小売業界においても店舗閉鎖が相次いでいる背景を踏まえると、店舗や施設を介した顧客と企業との関係性が変化して

2　ロングテール：販売機会の少ないニッチ商品群を幅広く取り揃えること。

図表2-2-2　toCビジネスにおける企業と消費者の関係性の変化

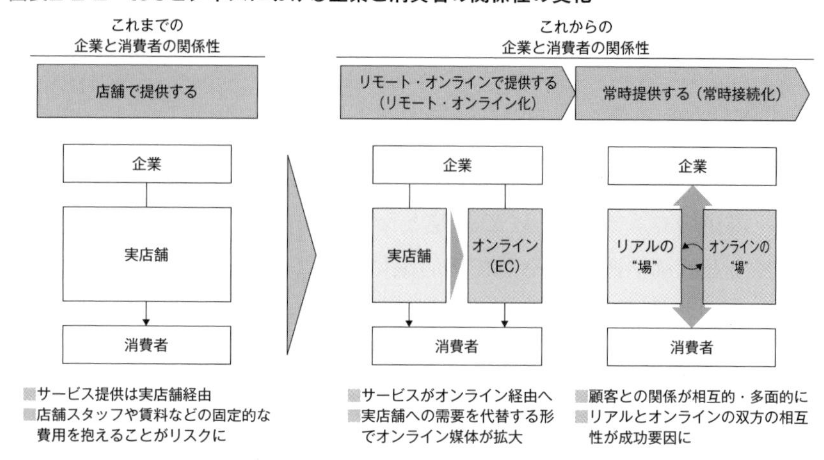

きていると解釈できる。つまり、店舗・施設は企業からの一方的な商品・サービス供給をする場、というこれまでの関係性から、より相互的なコミュニケーションの場、という関係性を求められるようになっている。店舗・施設がオンラインへと変化していることに加え、店舗・施設自体も商品やサービスの提供場所から相互的なやり取りの場、企業からすれば顧客情報を獲得し関係性をつくる場として変化する兆しが見え始めている（図表2-2-2）。

アパレル業界や他小売業界と同様、ヘルスケア業界でもこのような“場所の意味の変化”が起き、そこに事業参入機会が生じると予見される。具体的には、「①チャネルの変化（リモート・オンライン化）」の進展による事業機会、またそれがさらに進んだ「②場のあり方の変化（常時接続化）」の進展による事業機会の2点だ。ヘルスケア事業への参入者は、この変化をどのように捉えるべきだろうか。引き続き考察を進める。

▶①　チャネルの変化への対応

ヘルスケア業界において事業展開する上で、病院や調剤薬局のように従前の対面チャネルだけでの展開を前提に事業を考えているようであれば、それは時代遅れと言わざるを得ない。リモート・オンライン化の取り込みを前提にモデルを構築すべきだ。リモート・オンライン化については、ヘルスケア業界においても大いに可能性があり、第1部でも触れている通り成功事例が出始めている。調剤薬局・ドラッグストア経由での流通が主流だった医薬品販売もオンライン化にシフトしている状況にある。

2017年4月のアマゾン ファーマシーによる第1類OTC薬の展開を皮切りに、ヨドバシカメラ社も2019年4月から第1類のネット通販をスタートした。アスクル社も同月にBtoBサービスを通じてOTC薬の販売を開始している。日本調剤社も2019年6月に「プロが厳選するヘルスケアEC」と称して自社ECサイトをオープン。製薬大手ではエーザイ社も自社ECに取り組んでおり、同社の通販売上げは3年連続で2ケタ成長を達成し好調だ。また、2016年12月には大正製薬社が化粧品通販のドクタープログラム社を買収し、通販およびスキンケアノウハウとリソースを獲得したこともあり、2020年には大正製薬社の通販サイト「大正製薬ダイレクト」の売上高は100億円を超える規模に育っている。このように医薬品ECが一定の事業規模に育ちつつある一方で、医薬品小売全体ではドラッグストアだけでも7兆円の莫大なマーケットであり、オンライン化はまだごく一部の動きである。ここに遅かれ早かれ、オンライン化の大きな構造変化が起こってくるのは間違いない。これまで実店舗や施設を持たなければ参入できなかった領域に、異業種を含めた参入機会が生じることになる。

前述のエーザイ社や大正製薬社の例のように、EC拡大に合わせメーカーが顧客と直接やり取りし顧客情報を獲得する動きとして、D2C（Direct to Consumer）の動きも活況となっている。メーカーからすると流通コストが削減できるため、高品質の商品や低価格での商品提供に原資を振り分けられること、顧客データの直接収集とスピーディな活用ができること、ブランドのビジョンを直接顧客に伝えられること、など様々なメリットがあるため、ここ数年で急速に浸透してきている。このD2Cの動きでも、先行事例としてアパレル業界をみてみよう。

D2Cの象徴的なアパレル業界の事例としては、米国発のオンラインブランド「BONOBOS」の成功事例がある。ストレッチ性のある綿のチノパンを販売するブランドであるが、普段買い物に行くのが面倒で商品をうまく選べないことが多い男性をターゲットとして徹底的に調査を行い、トップスとボトムスを組み合わせた「ワンペア」という品揃え方法で商品展開することで多くのユーザーを獲得した。BONOBOSは実店舗も展開しているが、販売は行わない試着ショールームとして位置付けており、予約すれば飲み物のサービスを受けられるほど接客を重視している。実店舗とオンラインをうまく相互接続することでの成功例だ。2018年にBONOBOSはその成長性を買われ、Walmart社に買収された。

このように、リモート・オンライン化に伴って店舗（＝場所）の位置付けが変化している。店舗は、消費者に商品・サービスを届ける場所という役割から、顧客を自社に囲い込むためのショールーム化、顧客データ取得の場へと変化している。ヘルスケア業界においても、施設を顧客と情報のやり取りをする場として位置付け、その情報を基にオンラインでの商品・サービス提供を促していくことは、事業機会の1つと捉えられる。例えば、様々なオンラインヘルスケアサービスを束ねて、顧客の健康状態に応じたサービスを組み合わせて紹介する施設型のコンシェルジュ型のサービスも成立し得るかもしれない。厚生労働省による病院や調剤薬局のレセプト・処方情報を集める「ナショナルデータベース(NDB)」の事業も進んでいて、そのデータを基に死蔵薬（処方されたのに患者に利用されない薬）が適正化されると同時に、患者により最適な医薬品を届けられるようになる機運は高まっている。

▶② 場のあり方の変化への対応

リモート・オンライン化が進展することでチャネルが変化することは当然ながら、BONOBOSの例のように場のあり方自体が変化してくることが想定される。これがさらに進むと顧客との接点の頻度が増加し、顧客と企業が常時つながっている状態である「常時接続化」に移行していく。

この「常時接続化」の進展についても、ヘルスケア業界において拡大の兆しが見え始めている。ヘルスケア業界における常時接続化の事例として注目したいのが遠隔（オンライン）診療・服薬指導だ。オンライン診療・服薬指導が拡大すれば、流通経路の変化も起こってくる。オンライン診療において、患者が病院の近さではなく評判や実績など別要因で病院を選ぶようになると、患者への医薬品の流通経路が変わってくる。COVID-19の影響で規制緩和も進み、同領域には追い風が吹いている状況にある中で、製薬会社はまた違った視点でクリニックの動向をウォッチしなければならなくなっている。やり方によっては製薬会社がオンライン診療の患者に対してダイレクトに医薬品を販売する構造になることがあるかもしれない。現状ではまだ利用規模は小さく、ベンチャー企業による市場開拓が行われている状況にあるが、規制がさらに緩和されオンライン診療と併せて医薬品の販売がオンライン上で完結するようになると、大きな意味を持つようになる。また、オンライン診療だけでなく、これまでの解説の通り、Apple Watchの例のような治療領域でないヘルスケア領域も拡大している。実際、ヘルステック、スリープテック、ブレインテックなど、テクノロジーを武器に健康管理領域を狙った事業参入を行っている非ヘルスケア企業も多い。

「常時接続化」の例として、アパレル業界もみておこう。同業界での有名な常時接続モデルとしては、ZOZO社が展開する“ZOZOSUIT”の事例が挙げられる。顧客のリアルな体型サイズを計測できるスーツを消費者宅に送り、定期的にZOZOTOWNでの購入につなげていく仕組みは、時間軸上での接点を増やすという意味で、リモート・オンライン化から一歩先に進んだ取り組みであった。計測スーツを無料で配布することと引き換えに顧客の体型データを保有することで、顧客のロイヤリティを高めることに挑戦した事例である。ヘルスケア業界でも消費者の健康状態をデータとして常時把握するアプリが利用者を増やしている。こういった顧客のデータを保有し、ビジネスにつなげていく動きは一層加速するものと考えられる。

Amazon社の取り組みも、顧客との常時接続を試みている例としてわかりやすい。Amazon社はアパレル領域での事業拡大を目的とした革新的な取り組みとして、「Prime Wardrobe」と「Echo Look」に取り組んだ。Prime Wardrobeはその名の通り、オンライン上にある自分のクローゼットというのがコンセプトであり、対象となっている商品の中で気になる商品を選んで配送してもらい、実際に試着して気に入ったものだけを購入できるサービスである。Echo Lookはカメラを備えたデバイスを用いたサービスで2020年7月にサービス終了となったが、そのデバイスがパーソナル・スタイル・アシスタントとして利用者のファッションが似合っているかどうかを判断してくれるという先進的な取り組みであった。Amazon社はEcho Lookを介して、消費者のコーディネートやカラー・素材・シルエットなどのトレンド情報をいち早く捉え、ビジネスに応用することを目論んだ。Prime Wardrobe、Echo Lookのいずれも、サービスとして消費者の生活に入り込む取り組みとなっており、消費者が自分の着る服を選ぶという日常的な意思決定ポイントに入り込むことで、常にAmazonから商品が選ばれる状態をつくり出すと共に、顧客の意思決定情報という重要な情報を押さえることができる。これにより、消費者に限らずAmazonへの出品先企業を囲い込める施策となっている。

このように、常時接続化が進んでいくことで、場所の持つ意味が変化する。企業が店舗ではなく、より消費者の日常生活に近い領域に入り込むことで生活をモニタリングし、常時接続で獲得した情報をうまく自社ビジネスに応用することで顧客ロイヤリティを高め、囲い込むという関係性の変化が起こっているのである。ヘルスケア業界においても企業との接点が顧客の生活内へ進出していく中で、その点が大きな事業機会となる。この変化が起こる中では、店舗や施設を前提としたビジネスだけでは検討の幅が狭く、顧客との接点となるあらゆるデバイス、ソフトウェア、ウェブサイト、アプリケーションなど、ヘルスケア業界に攻め込むための提供形態の切り口は大きく広がり、かつ顧客の生活内に近づいていくことを前提にしなければならない。

ヘルスケア領域における事業機会を捉えるのは異業種企業

ヘルスケア業界においては、リモート・オンライン化に伴うチャネルの変化と場のあり方の変化という2点に代表される事業機会があることを述べた。では、その機会を誰が捉えていくのだろうか。その答えは、ヘルスケア業界内に既に地盤がある企業ではなく、やはり業界にしがらみのない異業種企業だと考えている。

製薬会社におけるD2Cの事例のように、医薬品という巨大な市場の構造変化の機会を捉え、ヘルスケア業界では同業よりもむしろ異業種との戦いが進展することが予想される。医薬品業界のように、規制産業で今後も高齢者需要による継続的な市場拡大も見込まれる中で、参入を狙う異業種企業は多い。医薬品小売という意味では、2009年の薬事法改正により薬剤師でなくとも一般用医薬品の販売が可能になったことから、既に膨大な店舗網があったGMS（総合スーパー）やコンビニエンスストアなどが一気に参入を進めた。こういった例を含めて、食品・健康食品からより利益率の高いヘルスケア領域へ事業領域を拡大した例として、ダイドードリンコ社やキューサイ社の例、ECプラットフォーマーとしての楽天社の例、技術的なつながりから富士フイルム社、共同印刷社の例などがある。また、アスクル社のような別商材を展開する通販事業者や化粧品・健康食品メーカー、オンライン診療を展開するベンチャー企業など、ドラッグストアや調剤薬局、製薬企業はこれまでと異なる経営リソースを持つ相手とシェア争いをすることになる。これまでのヘルスケア業界にはない革新的な取り組みと業界セオリーに則らない市場参入施策に対抗しなければならない。特にデジタルに強い企業には要注意である。その文脈では、Amazon社が再度、医薬領域にも力を入れ始めている。アパレル業界での「Prime Wardrobe」や「Echo Look」のように、業界常識では想像もつかない打ち手を繰り出す可能性がある異業種の競合企業の動向を先手で捉えて、戦い方は慎重に検討しなければならない。

今後ヘルスケア業界では、商品やサービスの提供形態に大きな構造変化が発生し得る。業界内の企業だけでなく、業界外の企業にもその機を捉える余地が十分にある。守り・攻め共に、これまでにない戦略的な備えと動きが求められている。

第3章

リモートヘルスケアの胎動

オンライン診療、院外服薬、遠隔手術。生命・健康に直結するだけに厳しい規制が存在する医療においても、場所の制限を受けない「リモート化」が実現されようとしている。前章ではヘルスケアサービスの提供場所という観点からリモート化を論じたが、本章では、ヘルスケア事業のリモート化という文脈でその意味合いやリモート化された後の世界観についての考察を深めていきたい。

リモート化が進む非医療ヘルスケア領域

リモート化は、ヘルスケアの本丸である医療・介護ではなく、その周辺の分野で先行している。まず、フィットネスを例に挙げたい。「結果にコミットする」のCMで話題となったRIZAP社は、創業当時から「リモート」をサービスに組み込んでいた。トレーニングスタジオでのトレーナーによる個別レッスンは、“パーソナルジム”として以前から存在していたが、ライザップは週2日のスタジオトレーニングのほかに、「RIZAP Touch」というモバイルアプリを経由して食事管理やカウンセリングなどのスタジオ以外でも関与した。リモートを前提に24時間サポートをしていく仕組みを整え、トレーニングメソッドを徹底させることで“結果が出る”という支持を集めた。他のフィットネスクラブにおいても、新型コロナによりスタジオでのレッスンが自粛または規模の縮小に追い込まれていたが、打開策としてリモートでのレッスンが取り入れられている。

ヘルステックベンチャーのFiNC Technologies社は、食事・睡眠・運動の各種データを収集するモバイルアプリFiNCを提供している。スマートフォンに内蔵されているセンサーと連携し、歩数や移動距離などをリアルタイムで収集するほか、ウェアラブル端末や体重計を連携してバイタルデータを取得する。食事を写真に撮り登録するとAIで自動解析して献立から摂取した栄養素まで集計してくれる。このようなデータを日々登録することでポイントを集め、サプリメントや健康器具をFiNCが手掛けるECで購入する際に使用することができる。FiNCのモデルはリアルな店舗を必要とせず、モバイルアプリ上で完結しており、物販や企業からの広告収入が収益源となっている。今後は蓄積したヘルスケアに関するデータを軸に事業を拡大していくものと考えられる。

その他、一般用医薬品のインターネットでの販売解禁も記憶に新しい。2013年1月に、最高裁が副作用リスクの高い第1類と第2類の販売を一律に禁じた厚生労働省の省令を違法と認定したことを受け、処方箋なしで購入できる市販薬がインターネットで販売されることになった。処方箋が必要な医療用医薬品は、引き続きインターネットでの販売は禁止されているものの、医薬品という限りなく医療に近い分野までリモート化が進んでいる。

非医療ヘルスケア領域でのリモート化は、技術の進化によるものが大きい。3G・4G・Wi-Fiの普及により常時接続、高速化が実現した。スマートフォン・アプリケーションがフィーチャーフォンを代替することでインタラクティブ性が高まり、パーソナライズも容易になった。安価なウェアラブル端末やカメラ・センサーの登場で、導入コストも劇的に低下し、取得できる情報のバラエティも増えている。これらの技術革新により、理論上・技術上は可能とされたリモート化が現実となって我々の生活の中に実装されている。さらなる多様なデバイスの登場やDeepTechと呼ばれる新たなテクノロジーの実装（AI､5G､IoT､ブロックチェーンなど）により、前述の流れが加速されつつある。そして、「非医療」以上に高いスペックと安全性や堅牢性が求められる「医療」の分野においても、技術的な観点では実装に向けた外堀は埋まりつつある。

医療領域へ侵出するリモート化の波

医療ヘルスケア領域においても技術的にリモート化の実装は可能であるが、それを阻むのが法規制である。しかし、長期的には規制緩和の方向で動いており、コロナ禍をきっかけにその流れは加速されつつある。

医師法第20条には、医師は「自ら診察しないで治療をし、もしくは診断書、処方箋を交付」してはならないと定められており、診察なしでの医療を禁じている。日本では長らく遠隔での診察は無診察診療にあたると考えられていた。診察だけでなく、リモートでの医療行為は医師不在の医療行為とみなされ違法とされてきた。1990年代後半になると、リモートに対応しようという動きが現れ始めた。1997年、厚生労働省が遠隔診療について一定の場合、医師法20条が禁ずる無診察診療にはあたらないと通知。2018年には『オンライン診療の適切な実施に関する指針』が公表され、自由診療扱いだったオンラインによる診療が初めて保険適用対象となった。さらにオンライン診療が明確に定義付けられ、医師以外が実施可能な遠隔健康医療相談や、医薬品の処方などをしないオンライン受診勧奨との違いも明らかになった。しかし、指針はあくまで対面診療が原則のもので、利用は大きく広がらなかった。ところが2020年4月、COVID-19の流行を受けて、厚生労働省は流行が収束するまでの期間に限って、時限的に様々なルールを緩和することとした。代表的なものとしては、初診での診療もオンラインや電話で可能になった点だ。これまでのオンライン診療は、糖尿病や高血圧といった慢性疾患の治療を前提としてルールが策定されていた。治療する際、どのタイミングでオンライン診療をするのか、患者ごとに計画を立てることが求められている。さらに、治療開始から3か月間は、オンラインでの診療が認められないほか、診察料を診療報酬全体の10％以下に抑えなければならなかった。今回の時限的措置ではこれらのルールが緩和された。緩和の対象は診療だけではない。院外処方、つまり薬の自宅受け取りも可

図表2-3-1　遠隔医療に関わる法改正・方針転換の沿革

時期	概要
1948年	医師法施行
1997年	厚生労働省が「情報通信機器を用いた診療（いわゆる「遠隔診療」）について」を都道府県知事に通知（遠隔診療が医師法の無診察診療に該当しないことを示した通知）
2015年	規制改革会議の答申を受けて、厚生労働省が97年の通知内容で遠隔診療の適用地域や適用対象症例に制約がないことを確認する旨を都道府県知事へ事務連絡
2018年	厚生労働省が「オンライン診療の適切な実施に関する指針」を発表
2020年	厚生労働省が「新型コロナウイルス感染症の拡大に際しての電話や情報通信機器を用いた診療等の時限的・特例的な取扱いについて」を発表

能になった。医療行為の一部がリモートで実現されようとしている。

厚生労働省はこれらの措置をCOVID-19の流行が収束するまでの時限的措置としている。収束の定義は、院内感染のリスクが低減され、患者が安心して医療機関の外来を受診できる頃と想定されている。当面は現行ルールが継続されると思われるが、これを機にオンライン診療の利便性や有効性に対する理解が進めば、恒久的な措置としてそのまま運用されることにもなるだろう[1]。

このような日本の医療リモート化に対して、海外の医療リモート化はどのようになっているのだろうか。海外では日本の医師法20条にあたる法律がない場合が多く、COVID-19の流行以前からリモート化は進んでいた。1990年代から医療のリモート化に向けて取り組みが始められている。米国では1993年に米国遠隔医療学会が創設され、現在はオンライン診断だけでなく、スマホアプリやウェアラブル端末を活用したモバイルヘルス市場も発達し、実際に治療に活用されている例も多い。調査会社Forrester Research社の「2019年のヘルスケア予測レポート」によれば、米国成人の74%がリモートヘルスサポートサービスをオンラ

1　日本産業新聞『オンライン診療、コロナで規制緩和　初診でも可能に』、2020年7月12日

インで利用したことがある、または利用することに関心があるという[2]。海外でこの領域はバーチャルケアやmHealth（モバイルヘルス）、テレヘルスと呼ばれて、オンライン診療サービスは基本的に24時間いつでもどこでも、緊急性の高い症状以外は医師や有資格者の診察をビデオチャットなどで受けることができる。AIを活用したAI健康アシスタントのサービスも増加しているという。イスラエルのTytocare社は、自宅にいながら1つのポータブルデバイスの先端器具を取り替えるだけで心臓、肺、耳、肌、喉、体温などの包括的な簡易検査を行い、医師のもとに高精度のデータを送信することを実現している。民間のサービスではあるが、遠隔医療と相性のよいプロダクトも普及しつつある。

日本では海外で先行する取り組みを輸入する形で規制緩和に至るケースが多い。医療のリモート化においても、同様の流れとなる可能性が非常に高く、規制緩和はもはや時間の問題である。

日本では、2018年度診療報酬改定で「オンライン診療料」と「オンライン医学管理料」という報酬が新設され、電子カルテ、AI医療画像解析、医師用プラットフォーム、医師・看護師人材紹介会社など医療の関連領域から一気になだれこんできた。日本におけるオンライン診療サービスはAIによる医療データ解析事業も手掛けるMICIN社が運営しているcuronがNo.1シェアであるという（同社調べ）。いつでもどこでも、スマートフォンから予約・問診・診察・決済・薬・処方箋配送がアプリで完結する。メドレー社はオンライン診療システムCLINICSにより、インターネットを通じて予約・ビデオチャット診療・決済・薬・処方箋の配送までを提供するオンライン診療システムを提供している。クラウド型電子カルテも連動させることで予約〜受付〜診察〜会計業務まで医療機関のビジネスパートナーとしてトータルソリューションを提供している。オンライン診療の「ポケットドクター」は、日本最大級シェアの医

2　TechTarget Japan『2019年のITヘルスケア予測　バーチャルケア、AI、FHIRなどが話題に』、2019年2月12日

師・看護師人材紹介会社であるMRT社とオプティム社の共同開発アプリだ[3]。

医療分野周辺で事業ドメインを展開している企業だけでなく、完全な異業種のプレイヤーも参入し始めている。第1部でも触れたように、2020年5月、メッセンジャーアプリ最大手のLINE社は、2020年5月にオンライン診療への参入を表明した。ビデオ通話機能を使って医師が患者を遠隔で診断できる専用サービスを開始し、LINEユーザー8,000万人超の顧客基盤を生かし、医師、患者双方で利用者を広げるという[4]。

このように、オンライン診療の一部解禁を機にスタートアップ企業や異業種の企業が参入し、本格的な「医療のリモート化」を大きな商機として虎視眈々と狙っている。

リモートヘルスケアがもたらす世界

リモート化が進む「非」医療の分野と、リモート化が始まった医療の分野について説明してきたが、ここからは「リモートで提供する」ことが実現した後の可能性について考察する。

規制緩和で医療をリモートで提供できるようになると、リモート化が先行する非医療の分野とつながるはずである。生命に関わる行為は以前と変わらず規制の対象になるが、分野によっては医療と非医療の境目が曖昧になり、両分野の連携が不可欠になる。

例えば、スマートフォンやウェアラブル端末、IoTの技術により、病院の外で取得した様々な情報（バイタルデータや行動履歴など）を元に記録された患者の生活習慣が医師に渡され、診療や治療方針の材料にされる。逆に、病院での診断結果は、治療の計画だけでなく、完治した後

3　アメリカ部『オンライン診療サービス（バーチャル・ケア）が世界で急拡大している』、2018年11月4日：https://www.americabu.com/virtual-care
4　日本経済新聞『LINE、オンライン診療アプリ参入　8000万顧客生かす』、2020年5月20日

も健康を保つために睡眠・食事・運動などの生活指導に使われる。お酒の飲み過ぎで肝臓を悪くした患者が通院して完治したが、その後もアルコールを控えるようにモバイルアプリを通じてアラートを飛ばしたり、フィットネスジムのトレーナーと連携してリモートで適度な運動を行うように指導したり、肝臓の状態を保つために必要な栄養素を摂取するサプリメントが自動的に自宅に届くといった、リモートを前提に医療と非医療がシームレスにつながった世界の実現などが予見される。

そのような将来のトータル・ヘルスケアサービスの姿を描く上で、「ジャストインタイム」と「パーソナライズ」という2つのキーワードを掘り下げてみたい。

まず、「ジャストインタイム」というのは、必要なものが必要なときに適切な方法で需要家に届けられるという概念だ。トヨタの生産方式として有名であるが、元々はサプライチェーンの川下工程から川上工程に遡って、製造に必要な部品を必要量だけ必要なときに調達するという考え方だ。ヘルスケアにおいても、医療と非医療の境目がなくなり、同じような概念を持ったサービスが登場するかもしれない。例えば、オンライン診療とドローンによる医薬品配送の組み合わせサービスだ。2015年12月10日、ドローンの活用を念頭に置いた改正航空法が施行され、物流や小売のプレイヤーが各地で実証実験を行っている。オンライン診療・服薬指導とドローン配送が連携し、症状の軽いものや移動による感染リスクが高いものは、治療がリモートで完結される。さらに、医師や薬剤師が整体師やフィットネス・トレーナーに代わり、医薬品が健康器具に代われば、医療行為以外にも応用できることになる。例えば、腰痛を患いリモートで治療を行ったユーザーの履歴をフィットネス・トレーナーに提供することで、腰痛に配慮したリモートトレーニングを継続的に受けることができるといったイメージだ。予防・治療・回復さらにその前後の各フェーズで、適切なサービスをリモートで受けることができる——そんな世界がみえてくる。

もう1つのキーワード「パーソナライズ」は、技術革新によりデータがより細かくリアルタイムで取得されることで、ユーザーにベストフィットするサービスを提供できるようになるという考え方だ。サービス提供側およびサービス需要側がそれぞれの場所の制約から解放されることで、パーソナライズのクオリティ向上が実現する。この観点においては、ヘルスケア以外の分野で、既にD2Cという形でビジネス実装されている。

スーツのパターンオーダーメイドのFABRIC TOKYO社は、リアルとデジタルの組み合わせでパーソナライズを実現している。首都圏を中心にリアル店舗を構えているが、そこではスーツの販売は行わない。店舗では採寸と生地のサンプル確認だけを行う。店舗で採寸したデータは顧客データベースに登録され、実際の注文はインターネットで行う。従来オーダースーツは注文ごとに店舗で採寸をやり直していたが、FABRIC TOKYOではいつでも好きなときにオーダースーツを注文することができる。スーツを注文する際はサイズ以外に生地の質感も気になるところだが、生地サンプルをインターネットで取り寄せて確認することも可能になっている。FABRIC TOKYO社はリアルとデジタルを組み合わせながら、うまく「リモートで提供する」仕組みをつくり、究極の商品と言ってよい“オーダーメイド”の商品を提供するサービスを実現した。

また、Sparty社が展開するD2Cブランド「MEDULLA」は、日本初のパーソナライズシャンプーをコンセプトに2018年から展開している。オンライン上で9つの質問に答えると、3万通りの組み合わせの中から個人に合わせてカスタマイズした商品を自宅に届けてくれるサブスクリプション型のサービスだ。シャンプーとトリートメントが1本ずつ、1か月分6,800円で提供され、マイページ上から商品に対するフィードバックを行ったり、美容師からコメントをもらえたりと、サロンを訪れたときのようなサービスを体験できる。シャンプーは1万種類以上あると言われるが、納得できる商品を見つけ出すことは容易ではない。さらに毎日使用し定期的に購入するものであり、納得がいかなかった場合、購入の度に悩まなければならない商品でもある。MEDULLAは、定期的に悩むという行為、重い商品を家まで運ぶこと、買い忘れることなどから消費者を解放する利便性を実現している。1か月6,800円は一般的な商品に比べて高額であるが、創業2年で会員が15万人を突破し、月商は約2億円を超えるほど支持を集めている[5]。

FABRIC TOKYO社とSparty社の事例のように、テクノロジーの進化によりパーソナルアクセスが可能になる中で、顧客をよく知り顧客の求める商品を作り込むことが可能になった。ヘルスケアの領域においても、リモートを前提にしたパーソナライズ・サービスがいつ出てきてもおかしくない。

医療は医療、非医療は非医療と別世界だったものが、医療を中心に非医療分野が周辺を固める巨大なビジネスのエコシステム（生態系）が出来上がる。ジャストインタイム、パーソナライズを軸に大きなビジネスチャンスが生まれる。そのチャンスをめがけて、無名のスタートアップや強力な異業種プレイヤーが参入機会をうかがっているのである。

最後に、リモート化の社会的意義について考えてみたい。リモート化により、場所の制約を克服することができる。山間部や離島といったヘルスケアサービスを受けるのに不利と言われる地域であっても、他の地域と変わらないサービスを受けることができる。遠隔ロボットによる手術といった重いものから、医師、薬剤師、フィットネス・トレーナーなど専門家による総合的な生活指導のような軽いものまで、住んでいる場所に依存しないヘルスケアサービスが提供されるようになる。前述したパーソナライズされたサービスをリモートで提供することは、ヘルスケアのクオリティの底上げにつながる。

さらに、リモート化によってより細かく、ムダのないヘルスケアサービスが提供されることにより、膨張し続ける社会保障費の抑制にも寄与

5　Agenda note『創業2年で会員15万人突破。D2Cヘアケア「MEDULLA」はブランド体験をどう設計したのか』、2020年7月3日

する。ジャストインタイムの本質は、徹底的なムダの排除である。場所の制約により生じていた時間・資源・お金のムダを一掃できるかもしれない。「リモートで提供する」ビジネスを捉えることは、企業としての成長に加えて、社会的意義を果たすことにもつながる重大な企業使命である。

第4章

ヘルスケアは「完全な」＋「配慮・治療」

第1部ではヘルスケアにおけるペイシェント・ジャーニーの拡大、あるいは、ビジネスの目的の拡張ということを論じてきた。本章ではこのことについて、さらに事例を通じて理解を深め、「治療」のみならず「予防」「健康維持管理」の領域まで含めたヘルスケアに関連するビジネスの今後の展開に対する示唆を考えていく。

ヘルスケア事業には顧客の「健康的な生活」に関連するすべてが含まれる

ヘルスケア（Health Care）という言葉が対象とする範囲は広い。「ヘルス」は「完全な」を意味する古英語「hal」を語源とし、「ケア」は「配慮・治療」を意味するラテン語の「Cura」を語源としている。つまり、ヘルスケアとは「心身が完全な状態であるように、常に配慮しつつ、必要に応じて治療を行っていく」という意味が込められている。換言すると、「人間の健康」を中心に据え、それをいかに「維持管理」していくのか、という幅広いテーマを含んだ言葉となっている。

ヘルスケアをビジネスとして捉えた場合には、人命に関わるがゆえに厳しい水準で求められる安全性の確保や、関連する法規制が多種多様に存在している。代表的な法規制としては、薬機法（医薬品、医療機器等の品質、有効性及び安全性の確保等に関する法律）がある。薬機法の第1条では、「医薬品、医薬部外品、化粧品、医療機器及び再生医療等製品（以下「医薬品等」という。）の品質、有効性及び安全性の確保ならびにこれらの使用による保健衛生上の危害の発生及び拡大の防止のために必要な規制を行う」とし、製品そのものに対する規制と、それらの製品の製造を行うメーカーに対する規制を行っている。

また、直接の医療行為を行う医療機関では、医療法において医療と関係のない営利行為に対する規制があり、集客のための広告も規制されている。これらの法規制が、直接的・間接的に売上・コストの大部分を規定していると言っても過言ではない一方、法規制そのものが新規参入に対する参入障壁となるなど、競争のルールを形作っていると言える。

これらの多くの医療関連の法規制は、病気になってから行われる「治療」を対象としている。一方で本来の「ヘルスケア」という言葉の意味合いに立ち返ると、「予防」や「健康維持管理」など、これらの規制の枠外に置かれている分野も多く、情報通信技術の発展と共に昨今ではこれらの分野への参入も多くなっている。また、本来の「ヘルスケア」が表す領域を包括的に捉えようとする動きもある。

例えば2015年11月に、マツモトキヨシホールディングス社、大正製薬ホールディングス社、ウエルシアホールディングス社、オムロンヘルスケア社、明治社等を中心として、一般社団法人日本ヘルスケア協会が発足した。同協会は、「超高齢社会における健康寿命延伸とヘルスケア産業育成の実現を目指す、ヘルスケアに関する有識者、産業、関係者が集まった民間唯一の団体[1]」であるとされ、ヘルスケア企業としての現行および新制度への対応や問題、課題の解決、業界団体や企業から持ち込まれた問題や課題の解決に向けた知見の共有、さらには社会や行政、業界に対する問題提起や提言を行っていくことが、活動の主旨となっている。超高齢社会における「健康寿命の延伸」と「ヘルスケア産業育成」という目的の通り、「治療」「予防」「健康維持・管理」の境界をまたいで、関連する事業者や大学、医療機関などが会員となり、業界横断的に

1　一般社団法人日本ヘルスケア協会ホームページ：https://jahi.jp/

多岐にわたるトピックにつき、部会が設置されている（図表2-4-1）。

例えば、「中高年のための健康体操・運動推進部会」は、フィットネスクラブ運営のカーブスジャパン社が部会長となり、中高年の運動の習慣化と、その結果としての低医療費負担、健康寿命延伸の実現を目指し、ドラッグストア業界の企業等と、業界をまたいでどのような取り組みができるかについての検討を行っている。カーブスジャパン社は、米Curves社の日本におけるフランチャイズ本部という位置付けで、米Curves社は創業者が幼い頃に糖尿病で母親を亡くし、「母のような人を助けたい」という想いからスタートしている。生活習慣病にかかる前の「予防」・「健康維持管理」のフェーズから顧客に関わっていくことで、生活者のヘルスケアを実現することが企業のDNAとして刻まれており、カーブスジャパン社でも自社のミッションを「ヘルスケア産業のフロントランナーとして『病気と介護の不安のない社会をつくる』こと」と定義している。80万人を超える会員基盤を有する同社は、運動・健康に

図表2-4-1　一般社団法人日本ヘルスケア協会 組織概要

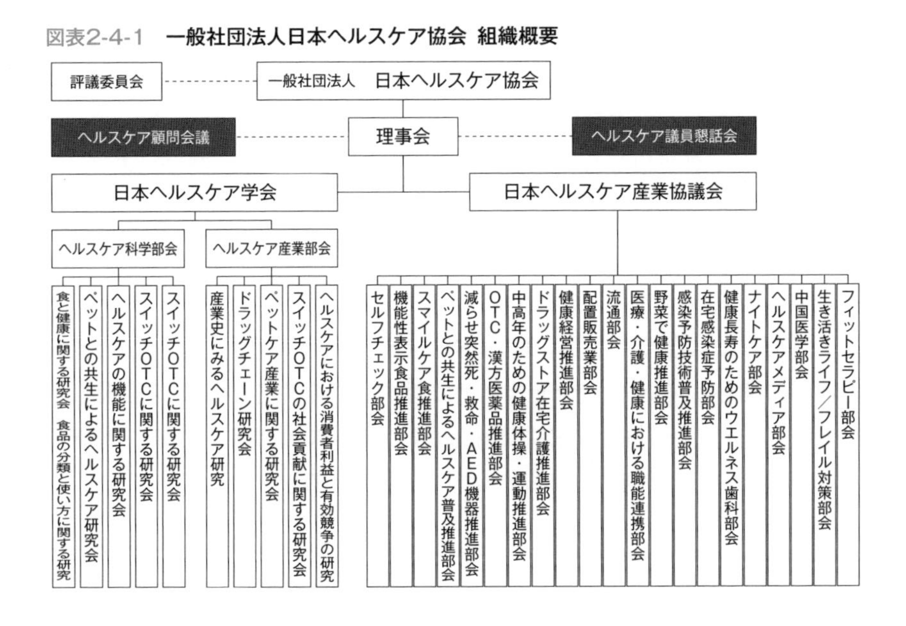

関する雑誌・書籍の出版事業や、アパレルやサプリメントなどの商品企画・通販事業等、フィットネスに隣接するヘルスケア領域における新規事業も積極的に展開している。

また、「野菜で健康推進部会」では、デザイナーフーズ社やシジシージャパン社が中心となり、野菜食摂取の量的な拡大と質的向上を推進することで健康増進を企図している。目指す成果としては野菜食の認知度向上のためのコーナーやアンテナショップの展開検討、米国では医師の間で一般化している「野菜の処方箋」の普及を検討することなどとしている。この部会は直近も頻回実施されている模様で、2020年10月には「野菜果物等の一般的な特徴を表示するPOPに関する自主マニュアルの作成に関する実証」を内閣総理大臣ならびに農林水産大臣が認定している。これにより、2021年8月末までの期間においてスーパーマーケット、ドラッグストア、ホームセンター、ディスカウントストア、直販所等で実証実験を行い、小売店頭における表示の規制改革に取り組むことになった。このほかにも、「野菜の知られざる機能性」に関する消費者向け啓発資料としてムック本を企画したり、関西のスーパーマーケットに生鮮売場「食の薬局」を常設して購買客の健康データ推移を大阪万博で分析・公表することを検討するなど、活発な活動が行われている。

このような部会やそれに参画する企業の展開事業は一例ではあるが、「治療」に閉じるのではなく、心身が健康的な状態を維持するためのあらゆる取り組みをヘルスケアとして捉えていることが特徴的である。参画企業も従来ヘルスケア分野で想起される医療機器メーカーやドラッグストアだけではなく、心身の健康的な状態の維持に関する様々な企業も主体的に関与している。ヘルスケアに対する見方やその対象は拡張しつつあり、「予防」・「健康維持管理」領域のヘルスケア事業では、異業種からの参入が行われるようになっていると言える。

ヘルスケアサービスの事業拡張の肝は カスタマーサクセス

ヘルスケア事業のドメインが「予防」・「健康維持管理」まで拡大するということは、顧客の心身が完全な状態であることを目指し、常に関わりを持ち続けていくことが必要になる。このような顧客の満足度を高める取り組みを行うことで自社のサービスを普及させ、利用率を高める考え方は、IT業界を中心に「カスタマーサクセス」という言葉で語られており、他業界では既に一般的になりつつある。カスタマーサクセスとは、Salesforce社が提唱し始めた概念で、「自社の製品・サービスを顧客に売って終わりではなく、それらの活用による顧客の成功が、自社の成功に結び付く」という考え方である。対義語は自社がうまくいけばよいという発想の「カンパニーサクセス」という言葉であり、その比較は図表2-4-2にまとめられている。

従来、IT業界ではITベンダーが顧客にシステムを導入し、納品するこ

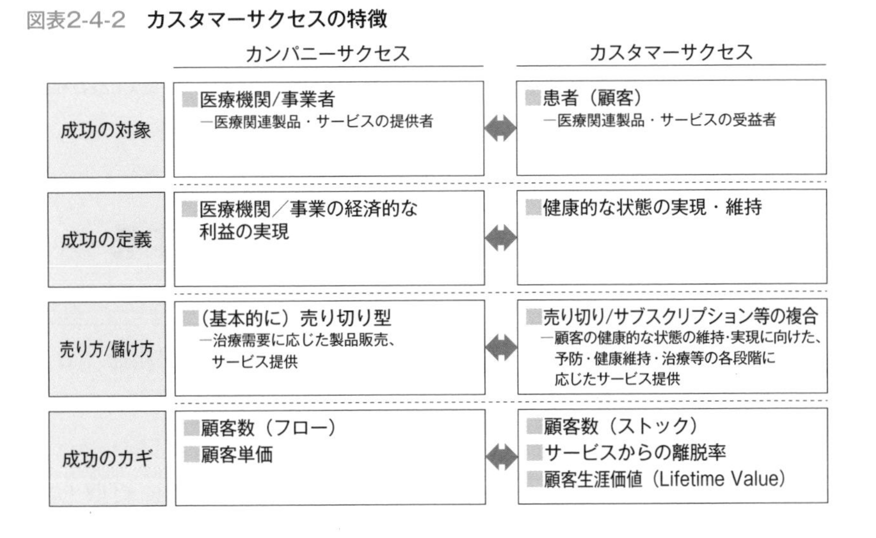

	カンパニーサクセス		カスタマーサクセス
成功の対象	■医療機関/事業者 ―医療関連製品・サービスの提供者	⇔	■患者（顧客） ―医療関連製品・サービスの受益者
成功の定義	■医療機関／事業の経済的な利益の実現	⇔	■健康的な状態の実現・維持
売り方/儲け方	■（基本的に）売り切り型 ―治療需要に応じた製品販売、サービス提供	⇔	■売り切り/サブスクリプション等の複合 ―顧客の健康的な状態の維持・実現に向けた、予防・健康維持・治療等の各段階に応じたサービス提供
成功のカギ	■顧客数（フロー） ■顧客単価	⇔	■顧客数（ストック） ■サービスからの離脱率 ■顧客生涯価値（Lifetime Value）

図表2-4-2　カスタマーサクセスの特徴

とで収益を獲得する「売り切り型」のモデルが主流であった。しかし、SaaS（Software as a Service）など、顧客が必要とするITシステムを必要なときに必要なだけ提供し、その対価を得るというビジネスモデルが一般化するにつれ、「売って終わり」ではなく、「いかに自社の製品・サービスを使い続けてもらうか」が売上の維持拡大には重要になってきた。サービスを利用してもらうことで、顧客が成果を上げ、顧客にとって必要な存在となり続けなければ、すぐにサービスの解約につながってしまう。そのため現在では、多くのITベンダーにとって、販売前後の顧客に積極的・能動的に働き掛け、自社の製品・サービスを利用している顧客が、導入の目的をきちんと果たし、成果を上げられているか、それによって結果として自社の製品・サービスを継続的に利用してもらえているか、といった「継続率」が重要となっている。

ヘルスケア事業を考える場合でも、「治療」のフェーズに焦点をあて、例えば病気などで薬が必要となった際に患者に対して医薬品を販売する、という規制の枠内における一過性のビジネスで完結させるのではなく、いかに顧客との関係を更新し続けていくのかという競争に変化していくことが求められている。今後「カスタマーサクセス」として、顧客の健康維持に向けて、顧客にとって価値のあるサービスを展開できているか、その結果として自社の製品・サービスを購入し続けてもらえているかが、競争の勝ち負けを決める要素になっていくことが予想される。

「完全な」＋「配慮・治療」を実現するドメイン拡張は規制の外に

これまでみてきたように、「治療」に留まらず、顧客の健康を「カスタマーサクセス」として捉えると、ヘルスケアとしてのビジネスの可能性は広がっていく。

海外の事例に目を向けてみると、Amazon社が2019年に買収した

PillPack社は、定期的に同じ薬を処方されている患者や外出が不自由な患者などに向けて、自宅まで薬を届けるデリバリーサービスを展開している。宅配される薬は服用ミスを防ぐため、薬ごとに1回分の個別包装を提供している点も、同社のサービスの特徴となっている。PillPack社のサービスは、オンラインでの処方薬販売も特徴的ではあるが、本質的には顧客情報に基づいた個別パッケージ化により顧客の満足度を高めて囲い込みを行うモデルになっていることが着目に値する。

また近年、医療分野への進出を行っているWalmart社も、薬局分野での顧客の囲い込みを進めている。Walmart社は、米ジョージア州のスーパーセンター2店舗に、直営の診療所となる「Walmart Health」を併設するなど、医薬品の小売事業に注力してきた。そのような動きの中で、2020年6月には処方薬管理アプリを展開しているCareZone社が持つ技術資産を買収したと発表した。CareZone社が開発したアプリは、個人や家族の薬歴・病歴などを一元管理し、処方薬容器のバーコードや医療保険カードをアプリで読み取ることで、薬歴を簡単に登録することができる。Walmart社が既に展開している処方薬販売システムとの連携により、オンラインでの顧客の投薬管理、オンライン販売までを一気通貫で行うことで、顧客の囲い込みを行おうとしている。

カスタマーサクセスを中心とした単なる「医薬品販売」に留まらないサービス展開といった役割は、国内の調剤薬局でも期待されるようになってきている。2019年に改正された薬機法により、期待される業務の範囲・機能が再定義されている。これまでは同法の中では、薬局とは「薬剤師が販売又は授受の目的で調剤の業務を行う場所」として定義されていたが、改正後の定義では「薬剤及び医薬品の適正な使用に必要な情報の提供及び薬学的知見に基づく指導の業務を行う場所」であることが追加されている。

この改正を受け、2020年9月からは、患者の服薬期間中のフォローアップが薬剤師および薬局開設者に義務付けられる。フォローアップの手段は、電話や訪問、患者が来店した際の外来対応などがあり、どのようなケースでどのようなフォローアップを行うかは、薬剤師の裁量に任されているが、今後ますます調剤薬局としての業務は「薬を売る」といった対物業務から、「患者の健康を支える」といった対人業務への変化が求められるようになる。カスタマーサクセスの考えである。

今後の調剤薬局では、顧客の健康状態に応じて個別のサプリメントや健康食品、あるいは漢方などを予防医療のパッケージとしてサブスクリプションモデルで提供して囲い込んでいくことや、もう少し踏み込んだサービスとして、スマートフォンと連動した血圧計や体重計を顧客に貸し出し、バイタルデータを基に健康管理のサポートを行うといったような「医薬品」をめぐる規制の外に事業領域を拡大し、顧客を中心としたサービス展開を行い「カスタマーサクセス」を実現させていく方向性が求められてくるだろう。

そのような萌芽が見て取れるのが、ジェイフロンティア社の取り組みである。同社の事業コンセプトは「ケンビキョウイイ」である。「ケンビキョウイイ」とは、「健康」「美容」「教育」「癒し」「医療」「医薬」の頭文字となっており、まさに「心身が完全な状態であるように、常に配慮しつつ、必要に応じて治療を行っていく」という顧客のヘルスケアの実現を目指していると言える。

同社はもともと、健康食品や美容医薬品の企画開発や、処方箋を必要としない医療用医薬品、患者の体質に合わせた漢方薬を調合して販売する零売薬局を展開していたが、2020年2月より医療用医薬品の宅配サービスを開始した。同サービスは、東京都の港区限定ではあるものの、やむを得ず病院受診ができない、あるいは薬局に行くことができない患者に対して、「速薬」という専用アプリで注文を受けた薬剤師が患者の自宅を訪問し、処方箋不要の医療用医薬品を販売する形となっている。専用アプリによる患者情報、薬歴等の顧客情報の蓄積や、店舗という物理的空間にとらわれない薬局の事業展開、患者の健康を中心として、「ケンビキョウイイ」として医療用医薬品の販売に限らない多角的な事業展開を行っている。

これまでの考察を改めて整理すると、「治療」という観点でヘルスケアを捉えた場合には、顧客との接点は「治療」の時点に留まり、「治療」の終了（＝顧客の健康状態への回復）と共に企業と顧客との関係性は途切れてしまうことになる。しかし、「カスタマーサクセス」という観点で顧客との関係性を捉え直すことで、医療関連の規制の枠内に留まらず、「予防」や顧客の「健康維持管理」に向けた多面的なサービス展開ができる可能性が出てきている。

法規制により戦略の自由度が低く、比較的参入障壁が高いと言われることの多いヘルスケア業界にあって、これまでみてきたように「予防」・「健康維持」は医療関連の法規制の外での事業展開になるため、新規参入主体としての異業種企業にも開かれた競争の領域であると言える。

狭義のヘルスケア企業にとっては規制の枠外へビジネスチャンスを広げていくことができるようになるが、その際に重要となる観点は、自社の存在価値を問い直していくことである。改めてゼロベースで自社の存在価値を考えた場合、規制の枠内での事業展開から、枠外へも守備範囲を広げていくことができないか、自社の強みとも照らし合わせて検討していきたい。

第 5 章

ビジネスモデルを変える

前章まで詳述してきた通り、ヘルスケア事業は、テクノロジーの発展やそれに伴う消費者意識・ニーズの変化などを背景に、領域の拡大や深化が進んできた。これまでは医療保険制度のもと、大胆に言えば、「よい商品・サービスを提供していれば安定的なビジネスができる」という状況であった。ところが近年は規制緩和や領域拡大などによって、効果・効能が類似の代替物（保険外）の登場や異業種からの参入などが進みつつある。その結果、これまで以上に「顧客のニーズをどう捉え、取り込むか」「他社とどう差別化するか」といったビジネスの「戦い方」を工夫する必要性が出てきた状況にある。

そこで本章では、これまで述べてきた動向を踏まえた上で、異業種からヘルスケア業界への新規参入の場面を想定しながら、「ビジネスをどのように組み立てるべきか」について考案していく。特に、ビジネスモデルの観点から、「誰に＝市場」「何を＝商品・サービス」に加えて、「どのように＝売り方・儲け方」を工夫することの重要性について述べる。

前半ではビジネスを構想する際の着眼点について検討する。後半は事例編として、近年登場しているビジネス例の解説に加えて、今後数年内に起こりそうなビジネス環境変化に関する仮説も織り交ぜながら、前半の着眼点を踏まえたビジネスアイデアなどについて方向性の例を述べる。

ビジネス構想の着眼点

▶基本的枠組み：「市場×商品×売り方」の3軸で考える

これまで「誰に何を提供するか」を考えることを基本とするビジネスが主流であったが、他業界では“サブスクリプションモデル”の浸透など「売り方・儲け方」(≒課金モデル）に関する新しい切り口が登場してきている。ヘルスケア関連のスマホアプリを基盤としたサービスでも、アプリのダウンロードから基本的な機能・サービスの利用までを無料で行うことができ、より付加価値のある機能・サービスについては有料(月額定額課金など）とする“フリーミアムモデル”が出てきている。

これからのヘルスケア事業を考える際、「誰に何を提供するか」という「市場×商品」の2軸だけの見方だけでなく、「どうやって稼ぐか」という「売り方・儲け方」の3軸目も加えて構想することが、他社との差別化に結び付く重要な方向性となっている（図表2-5-1)。ヘルスケア事業を具体的に考える際、「市場×商品」の2軸に「売り方・儲け方」軸を加えた3軸においてどのような視点が大切になるだろうか。以下で

図表2-5-1　ビジネスモデルを考える「3軸」 市場×商品×売り方

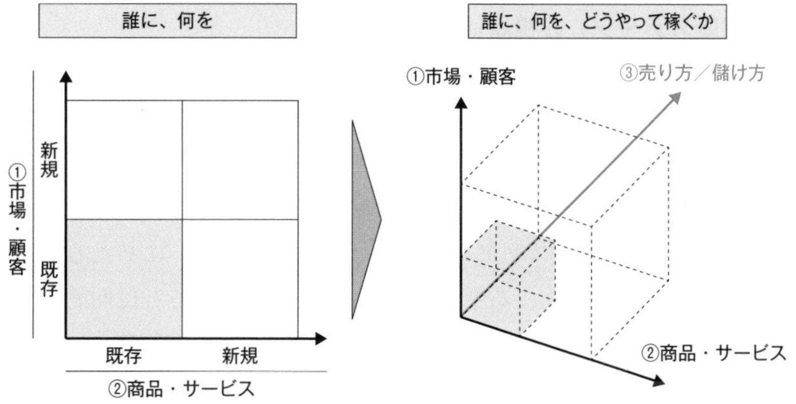

誰に、何を
①市場・顧客
新規
既存
既存
新規
②商品・サービス

誰に、何を、どうやって稼ぐか
①市場・顧客
③売り方／儲け方
②商品・サービス

考えていく。

▶「市場×商品」軸

事業を「誰のどのようなニーズ・ウォンツに応え、何を提供するか」から考えた場合、ヘルスケア分野ではどのような視点が重要になるだろうか。

ヘルスケア産業における顧客への提供価値の根本には、生活の質（QOL：Quality of Life）やウェルビーイング（Well-Being）を維持・向上させることがある。そのため、次の3つの視点が考えられる。

1つ目は、ターゲット（顧客）の「心身状態の変化・遷移」を捉えるもので、健康期から不良・不調などに直面し、状態改善期や一定の状態の維持期へと至る「健康ステージ」の視点。

2つ目は、各ステージにおける商品・サービスの「利用」にフォーカスしたもので、顧客側からみたときの利用のきっかけから実際の利用、そして利用停止に至るまでの利用体験から捉える「カスタマージャーニー」の視点。

そして「利用」について提供側からみた提供価値の積み上がり方に注目した「バリューチェーン」の視点の3つである。

①「健康ステージ」の視点

医療やリハビリテーションなどに代表されるこれまでの「狭義のヘルスケア事業」では、ケガの発生や病気発症のタイミングである急性期・慢性期や、生活・社会復帰を目指して機能回復などを図る回復期など、健康ステージを主な対象として商品・サービスが提供されていた。近年拡大する「広義のヘルスケア事業」では、その“前後”にあたる「健康期」や「不良・不調期」、あるいは「維持期」（これまでも長期的な治療と向き合う「慢性期」が対象ではあった）にその対象は拡大している（図表2-5-2）。一方、健康ステージの拡大に呼応するビジネスの変化を、ヘルスケア事業者の「提供価値の変化」から考えてみると、その価値は「治す（Cure)」の側面から「ケアする（Care)」「癒す（Clear)」へと拡がっており、様々な商品・サービスが成立し得るポテンシャルを秘めていることがわかる。

これからのビジネスを考える場合、医療分野あるいは公的保険制度が主として担っていない“前後のステージ”に対して提供価値からの“3つのC”に着目して構想すると拡がりを感じることができる。

②「カスタマージャーニー」の視点

健康ステージの各段階にいる対象者向けに提供されるヘルスケア商品・サービスについて、利用者側の視点で考えると、「利用への意識変容・行動変容をいかに促すか」「利用をいかに継続させるか」という2点が課題になることが多い（図表2-5-3)。

この2つの課題の背景について例を挙げよう。例えば、勤務先の健康診断で血糖値（HbA1c）や尿酸値、肝機能（γ-GTP）などでよくない

図表2-5-2　心身状態の変化・遷移からみた「健康ステージ」とビジネスの可能性

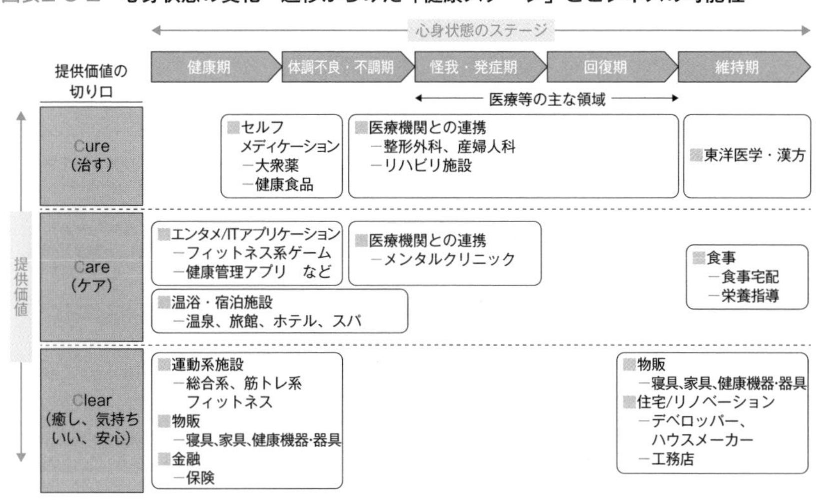

数字が出たことをきっかけに健康意識が急激に高まり、健康食などヘルスケア商品・サービスを利用する。しかし、その後の経過で数値が改善されると利用がパタリと止まってしまうことはよくあるケースである。サービスの提供側からすると、顧客にとっての効果（価値）を出せば出すほど、商品・サービスの利用が停止されやすく、顧客が離れやすいという構造にある。

ケガや罹患した際に医療サービスの利用開始や継続をするケースが多いが、これは疾患に対し何か手を打たなければ、これまでの生活に支障が出るほどの大きなデメリット、ないしは病気・疾患悪化のリスクがあるからサービスを利用する。前述の“前後のステージ”では、ここまでの強い誘因（利用の必然性）をつくることはなかなか難しく、顧客側の「利用しなくてもよい」「利用をいつやめてもよい」という点をいかに回避・克服して商品・サービスの開始・継続を促すかが極めて重要となる。

図表2-5-3　**利用体験に着目した「カスタマージャーニー」とビジネスで求められる視点**

商品・サービスの利用開始から終了までの流れ →

	きっかけ	商品・サービスの探索	利用
顧客側の特徴	■健診結果など「数値」で表されると利用動機につながりやすい	■周辺や第三者の口コミ・紹介の影響が強い	■「数値」の改善が利用停止を引き起こしやすい ■利用が面倒など、継続に対する特定の強い理由がなく、利用停止（離反）が起きやすい
ビジネスで求められる視点例	■「定量」や「わかりやすいサイン」などを活用して、需要喚起し、商品・サービス利用につなげる ─「数値○○以上は気を付けましょう」「あなたは△△の状態と懸念されます」	■消費者生成メディア（CGM）や、インターネット上のコミュニティの有効活用したイメージ形成やコミュニケーション	■顧客のライフタイムバリュー（LTV）の観点から、相手の状況に応じて次のものを提案する ■一定の「満足」を常にもたらすよう商品・サービスを設計する

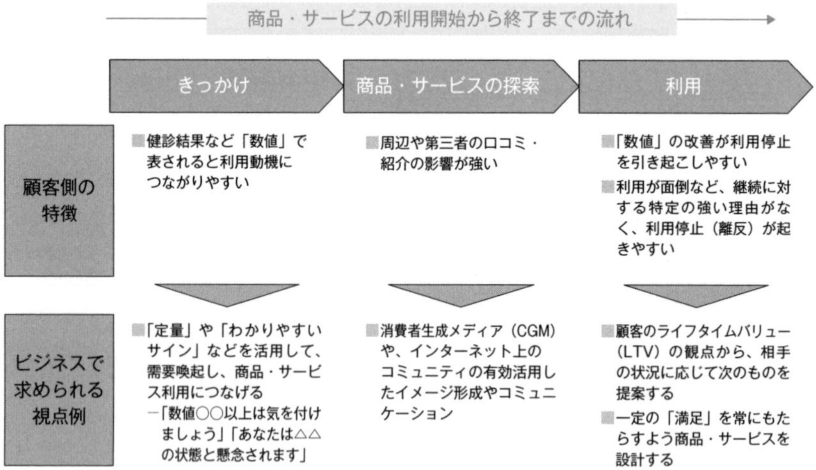

③ 「バリューチェーン」の視点

ここでは一般生活者向けのヘルスケア商品・サービスを3つの段階に分解して考察する。具体的には、状態等の定量的・定性的な把握にあたる「測定・センシング」、その把握結果から状態を評価する「評価・判断」、それに基づいて実際に働き掛けを行う「対処・アクション」の3段階である（図表2-5-4）。

この枠組みでヘルスケア事業を捉えてみると、これまでの狭義のヘルスケア事業では、専門データに基づく医師をはじめとする医療従事者による専門サービスの提供が主なものであった。専門サービスとは、「類型化」と「一般解の導出」であり、限られたリソースの中で効率的に対処していくためのあるべき姿であった。しかし、これからの広義のヘルスケア事業では、対象者本人が普段利用しているデバイス（スマートフォン、ウェアラブルデバイスなど）などから得られるデータ（心身状態、行動情報など）を活用しながら、専門家の経験に根差した判断とは別に「集合知」とも言える巨大な実績データを参考にして各人が判断したり、人工知能（AI）などのITシステムが各人にとっての最適な商品・サー

図表2-5-4　価値提供の構造変化の方向

	これまでの傾向	これからの変化の方向
測定・センシング	医師など医療従事者が、専門機器を使用して、専門データを取得	患者等本人が、個人保有の一般的なデバイス（ウェラブルデバイスなど生活家電）を使用して、専門データを補完する一般データを取得
評価・判断	医師など医療従事者が、経験知（本人が蓄積した医学体系）を活用	患者等本人（セルフ）やITシステム（AIなど）が、集合知を活用
対処・アクション	"類型化と当てはめ"により出された一般解に基づく対応と、その後のモニタリングによる対応方法の調整	測定データを基に、背景・理由はブラックボックスのまま、出てきた個別解（その人にとってのベスト）に基づく対応

ビスを判断・リコメンドしたりするような状況へと拡大していくことになる。つまり、限られたリソースというこれまでの前提条件が変化し、ビジネスそのものが変容していくのである。

こうした変化の方向をキーワード的に述べるならば、1つ目は「パーソナル」（個別化、最適化）であり、2つ目はそのための手段としての「デジタル／IT」である。これまでは専門機器で特定の時間帯に限られたデータしか取得できなかったが、これからはいつでもどこでも多様なデータを取得できるようになる。そして、それらのデータに対して、1人の認知能力の限界を超えて、インターネットやAIを通じた集合知による処理・活用が可能になる。このことはヘルスケア事業のあり方を「類型化」から「個別化」へと進化させる。したがって、これからのビジネスを考える場合、この2つのキーワードを押さえた上で、図表2-5-4に示される3つの価値提供のどの領域に踏み込むか（事業ドメインをどこに置くか）を検討していくことが重要となる。

例えば、具体的なヘルスケアソリューションを複数持っている企業であれば、センシングデバイスの領域や「健康度評価」（健康度合いの可視化）のような対象者評価の領域に踏み込むことで、新規顧客の獲得や自社サービスの利用促進につなげることができるだろう。あるいは、センシング技術・測定技術を持っている企業であれば、メーカーと共同でヘルスケア向けのデバイス開発を進めたり、AI技術などを持つシステム開発会社であれば評価・判断領域への参入を模索したりすることもできるだろう。

▶「売り方・儲け方」軸

前項までは「誰に何を提供するか」という、価値の「提供先」と提供する「価値そのもの」を考えるための視点をみてきた。ここでは価値の対価の取り方として「どうやって稼ぐか」について議論を進める。

「どうやって稼ぐか」は、端的には、誰に対してどのように課金する

図表2-5-5 「売り方・儲け方」の代表的モデルとヘルスケア業界での例

主なモデル	モデルの概要	ヘルスケア業界での例
フリーミアム	無償提供による顧客ベース確保と、一部顧客への有償提供による収益化	健康管理スマホアプリ
サブスクリプション	一定期間内での定額の課金	健康管理スマホアプリ
従量課金（ファーストユース・ペイアフター）	実際の利用期間や利用量に応じて課金	家庭用常備薬のパッケージ（置き薬）
成果ベース課金（成果報酬型）	成果の度合いに連動した対価を得る	個人の「健康度」の改善状況に応じて成果への対価をもらう
シェアリング	余剰・未利用の部分を他者に提供して対価を得る	余っている家庭用医薬品ストックを特定コミュニティで共有（融通）するためのプラットフォーム
アザーピープルズマネー	受益者（商品・サービスの利用者）とは異なる先から対価を得る	一人暮らしの高齢親に対する見守り・健康状態確認サービス（子供世帯など親族が対価支払い）

かという問いであるが、提供価値そのものを拡大したり、ほかとの差別化をさせ得る“ビジネス変数”として着目され、時代の変遷と共に様々な課金モデルが発達してきた（図表2-5-5）。

古い時代から「富山の置き薬」という従量課金の商法がある。個人宅などに薬箱を無償設置し、定期的に訪問して「使った分だけ代価をもらい、補充する」もので、現代でも活用されている課金モデルである。ほかにも遊休リソースの有効活用に着目して他者利用で対価を得る「シェアリング」、利用者の実利に連動して対価を得る「成果報酬」、デジタル時代に大きく発展した「フリーミアム」や「サブスクリプション」というモデルもある。デジタルの世界では、利用者が増えてもそれに連動した価値減耗やコスト増加が少なく、むしろネットワーク効果で全体の価値が上がることもあり、課金モデルは増えている。

今後、ヘルスケア事業に参入する企業はどのように「売り方・儲け方」を企画して展開していけばよいだろうか。狭義のヘルスケア事業は良くも悪くも長らく公定価格に守られてきた。すなわち、「市場×商品」に注力することがビジネスにとってより重要であり、他の業界と比較すれば「売り方・儲け方」は大きく進化してこなかった業界と言える。したがって、「売り方・儲け方」のモデルは他業界で先行的に発展してきたものが多く、ヘルスケア事業者に対する1つの答えとしては、「他業界に学べ」ということになる。他業界から課金モデルのエッセンスを抽出し、ヘルスケア事業の文脈に応用して落とし込めばよい。もし、一般的な課金モデルであってもヘルスケア事業への適用例がないものがあれば、ブレークスルーにつながる。

図表2-5-5には主な課金モデルとヘルスケア事業での一例を記載した。ヘルスケア業界で普及しつつある「フリーミアム」や「サブスクリプション」は実際に存在する健康管理スマホアプリの例を載せたが、「健康度」に応じた成果報酬型課金や家庭用医薬品のコミュニティシェアリングなど、例がまだない、もしくは少ないものもある。「売り方・儲け方」軸に注目したチャンスはまだありそうだ。

ヘルスケア事業のビジネスモデル例

▶ 健康管理スマホアプリの実例

前述した「パーソナル」「デジタル／IT」を活用した事例として、健康管理のスマホアプリから2例を取り上げたい。両アプリとも利用者の身体状態や健康管理に重要な生活行動の記録をベースとしている。記録された個々人のライフログに基づき、利用者にとって最適なソリューションを提案することで儲けにつなげようとしているものである。ただし、取り扱うデータの幅や取得方法、課金の仕方、本人に提案するレコメンデーションなどが異なっている。この差にヘルスケア事業の展開に関するヒントが多数含まれていると考えられる。

① パーソナル食事サポートアプリ「Mealthy」

Mealthyは、健康保険組合向けの保健指導サポートや健康経営サポートを展開するMealthy社による食事アドバイスサービスで、利用者がアプリを通じて食事の写真を送ると、専門家である管理栄養士から食生活の改善アドバイスが得られるというものである。アプリの入手およびアプリ上での食事内容等の自己記録は無料で利用できるが、食事写真やテキストでの専門家への相談は基本的には有料サービスとなっている（フリーミアムモデル）。

サービススキームの点では、元々は投稿された食事の写真を専門家が目視確認してアドバイス業務を行っていた。その後、NTTコムウェア社の画像認識AIを導入し、利用者により最適なアドバイスを効率よく提供する仕組みをつくった。

図表2-5-6　Mealthy食事アドバイスのサービスの流れ[1]

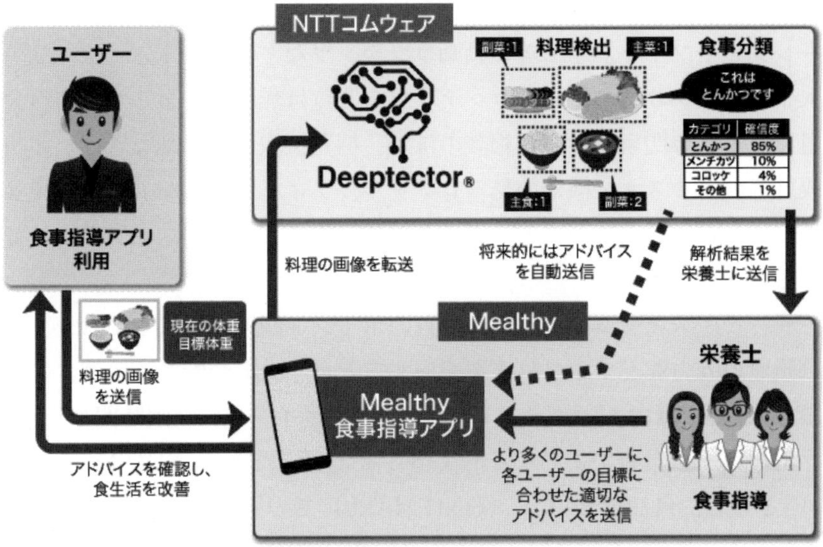

1　エヌ・ティ・ティ・コムウェア株式会社報道発表（2018年10月23日付）より転載

利用者への価値提供の点では、単に食事改善の方向性についてアドバイスがなされるだけでなく、カロリーコントロールのもと、外食店やコンビニ、テイクアウト店などの具体的なメニューが提案されたり、現在地を基点にアドバイスに沿ったメニューを自ら検索できたりするところが特徴である。2020年12月現在、東京都内を中心に多数の店舗が登録されている。

② 健康管理・パーソナルAIトレーナーアプリ「FiNC」

FiNCについてはこれまでの章でも触れたが、ここではビジネスモデルという観点で概観してみたい。FiNCは、予防ヘルスケア×AI（人工知能）に特化したヘルステックベンチャーのFiNC Technologies社による健康管理サービスで、スポーツジムのパーソナルトレーナーのごとく、利用者の健康やダイエットなどの悩み・目標に対して、ライフログを基にAIが判断して利用者に最適なソリューションを提案する。具体的には、歩数、食事、運動、体重、睡眠、生理周期等の記録に基づいて、ヘルシーレシピやフィットネス等の動画コンテンツなどを提供する。アプリの入手やライフログの記録、コンテンツの閲覧は無料でできるが、有料会員になると専門家への個別相談のほか、糖質摂取量の詳細な管理、体組成計等のヘルスケア機器の無料レンタル、フィットネスジム等の優待サービスなど、健康管理にとってより付加価値あるサービスにアクセスできるようになる。

サービススキームの点では、独自のポイント制度を導入しており、食事履歴の入力などライフログを記録するとポイントが貯まる。例えば食事1回分の記録は＋10ポイント、体重は＋5ポイント、睡眠時間＋1ポイントといった具合である。そして、ここで貯めたポイントは1ポイント1円として、自社ECサイト（FiNC MALL）での買い物に使うことができる。このECサイトでは、様々なメーカーの健康・美容関連商品やプライベートブランドのサプリメント商品などが購入でき、「エコシステム」が構築されている。

利用者への価値提供の点では、利用者個人に適した健康プログラムのアドバイスや動画コンテンツの提供などAIを活用した情報提供に留まらず、ポイント制度を活用したヘルスケア商品（もの）の提供までトータルなサポートを行っている。また、ライフログアプリとしての機能性も高く、記録できる項目が幅広いほか、血液検査や遺伝子検査の検査結果の記録や、家庭用機器（体組成計など）での計測データをBluetooth通信で取り込むことができるなど、ユーザビリティにも優れている。

③　今後のヘルスケア事業を考える上での示唆

前述の2社のサービスを図表2-5-7にまとめた。いずれの売り方・儲け方もフリーミアムやサブスクリプションというデジタルに親和性の高い課金モデルではあるが、「パーソナル」の潮流を受けて、両者とも価

図表2-5-7　**健康管理アプリ2社の特徴**

		パーソナル食事サポートアプリ 「Mealthy」	健康管理・パーソナルAIトレーナーアプリ 「FiNC」
コンセプト・ サービス概要		■専門家による「食生活改善」	■予防・健康維持のための「専属トレーナー」
ビジネスモデル （売り方・儲け方）		■フリーミアム	■フリーミアム ■サブスクリプション
価値提供の構造	測定・センシング	■基礎情報、検査結果の自己入力 ■食事記録（本人による撮影）	■基礎情報、ライフログ、検査結果の自己入力 ―各種測定機器とのBluetooth連携あり
	評価・判断	■管理栄養士による食事履歴確認 ■画像認識AIによる食事の写真解析	■AIによる情報コンテンツの選択・提供
	対処・アクション	■管理栄養士への相談（有料） ■コンビニ・レストランのメニュー検索	■情報コンテンツ（動画等）の閲覧 ■減量管理（糖質管理機能）の利用（有料） ■専門家への相談（有料） ■ジム・エステ等の優待利用（有料）　等
利用継続の仕掛け		■ネットワーキング機能（フォロー、チャット） ―一緒に取り組む仲間・共有できる仲間 ■管理栄養士とのチャット機能（有料）	■ポイント制度 ―貯める：ライフログ記録、ミッションクリア ―使う：ECサイトでの利用（1pt＝1円） ■ネットワーキング機能（フォロー、チャット）

値提供の根幹には身体状態や生活行動の記録がある。しかし、コンセプトや世界観の違いを反映して、取得データやビジネスのドメイン（領域）や価値提供の方法は大きく異なっている。

この2つの事例から、これからのビジネスを考える上での2点の示唆を導きたい。それらは以下である。

1) デジタル領域以外のビジネスであっても、無料体験から商品・サービスの有料提供へつなげる

前述の2社はフリーミアムモデルにて、無料会員からサービス利用をスタートしてもらい、有料会員化している。

デジタル領域以外でも、最初の顧客接点では間口を広く取って無料・廉価での「体験」を重視し、そこで効果の実感を得てもらう。そして、有料の商品・サービスの提供につなげることも1つのやり方である。

2) 商品・サービスの利用継続を促すリテンションの仕組みを入れ込む

健康維持・改善するためのアクションには食事や運動の実践などこれまでの慣れ親しんだ生活スタイルを変える必要があり、そこが障壁となって商品・サービスの利用が途切れやすい傾向にある。

実例にあるようなライフログの記録（体重減少など）による効果の「見える化」、同じような目標や悩みを持つ他人の状況の観察や情報共有できるコミュニティ、ポイント制度による利用促進なども、見方を変えれば利用継続の仕組みであると言える。利用継続のための仕組みの構築が望まれる。

また、前述の2社では、スマホアプリを顧客接点として個人データの取得から蓄積・活用までの仕組みを自社で構え、データ入力については顧客自身に実施してもらう方法を採用していた。しかし、このような仕組みを自前で構築し、データの精度・鮮度・範囲を維持していくことのハードルは一般的に低くはない。そこで、ハードルが高いと感じる企業においては、「自前主義」をやめ、先行企業が保有するデータをプラットフォームと位置付けてデータ連携や送客を得ることで、本業の価値提供に注力した事業開発を行うことも1つの方向性と言えるだろう。

▶今後のヘルスケア事業のアイデア創出に向けて

前項では実例からの示唆を述べたが、本章の最後には今後のヘルスケア業界の事業環境を占い、それらを踏まえつつビジネスアイデアをいくつか紹介したい。

①　今後の事業環境変化に関する仮説

■オンライン診療などを前提とした医療の効率化が促される

COVID-19への対応の後押しもあって、オンライン診療が時限的・特例的に解禁となった。非対面による診察の難しさなどまだまだ課題は残るが、診療機器の発達なども進み、今後オンライン診療は普及していくだろう。その前提に立った場合、ヘルスケア事業はオンライン診療にどのように対応していくのだろうか。例えば、オンライン診療に必要な測定機器については、コンビニエンスストアが共用資産として保有しておき、必要に応じて受診者が近隣の店舗からレンタルしてセルフで計測できるような仕組みが発達することはないだろうか。測定機器による計測だけを請け負うような出張型ビジネスが発達することも考えられるのではないだろうか。

また、医薬品の処方もオンライン調剤への規制緩和が議論される中、医療費（薬剤費）の抑制が求められており、処方量の適切なコントロールや「節薬バッグ運動」など残薬活用の動き、飲み忘れ防止などの服薬コンプライアンスの取り組みはもっと進むのではないだろうか。

■企業による従業員の健康維持・改善へのアクションが進む

「健康経営」への意識の高まりや健康保険組合の財政悪化により、従業員への疾病予防の働き掛けがさらに活発になるだろう。そこでは施策コストを押さえつつ効果を最大化するために、健康度合いの改善状況に応じた成果報酬型のビジネスが強く求められるようになるのではないか。

そうなれば、ヘルスケア事業者には「効果が出る」「効果を客観的に示せる」ソリューションが求められるようになるだろう。現在は、前述の実例のようにライフログの記録から始まる商品・サービスの「パーソナル対応」が進みつつある。今後さらに、ウェアラブルデバイスなどセンシング機器の発達・普及、様々な個人データのビッグデータ化（個人IDによるデータ集約など）、リスク評価モデルの発達などが進み、「その人がどの程度健康なのか」「健康リスクはどこにどの程度あるのか」といった評価・予測がより精緻化されていくのではないか。

■ヘルスケアに関するポイント経済圏が発達する

現在は様々な大手企業グループが顧客の囲い込みを目的とするポイント制度を運用し、「経済圏」を形成している。そのポイント制度に取り込まれる形で、既にヘルスケア商品・サービスの購入に伴うポイント付与は行われているが、今後は「健康度合い」の評価の精緻化が進むことで、健康度合いの改善幅に対するポイント付与の仕組みが出来てくるのではないだろうか。当初は商品・サービスの利用維持を目的としたものかもしれない。しかし、最終的には、先に示した疾病予防のコスト対効果が求められるようになる中で、健康維持・改善への成果報酬として、顧客にポイントを付与・還元するという考え方が浸透していくのではないだろうか。

そうなれば、BtoC向けにもこれまで以上に商品・サービスの利用による効果のエビデンスが求められたり、健康効果の高いものが商売上も優位に立ちやすくなったりするだろう。

■コンビニエンスストアグループがヘルスケア事業に本格参入する

オンライン診療の普及に伴う対応に関連して、コンビニエンスストアの有する物理的な顧客接点の活用可能性を先に述べた。しかし、ヘルスケア事業におけるコンビニエンスストアの活用可能性はこれだけではない。

中食市場の拡大もあり、これまで以上にコンビニエンスストアは日常の食領域に大きなウェイトを占めるようになってきている。ヘルスケアにとって「食」は大きな影響があることから、人々の「食」の履歴をトレースできるコンビニは、ヘルスケア事業において強いアドバンテージを持っているのではないだろうか。コンビニ各社は既に会員組織基盤（会員カード、ID）や決済手段を持っており、ヘルシーな惣菜などのPB商品を展開するソリューション力もある。彼らがプラットフォーマーとして本格参入し、ヘルスケア事業を行う各社への個人データの連携や送客などの中心的役割を担うようになるのではないだろうか。

②　ヘルスケア事業のアイデア・方向性

■医療用医薬品のオンデマンド型処方

調剤薬局で処方される医薬品は、全量を使い切る前に症状が改善するなどして患者の独自判断で使用を止めたりするなど、余って廃棄することが往々にしてある。そこで、処方箋に記載された量の全量を一度に患者に渡すのではなく、都度必要な量だけを渡し、実処方量に応じて医療費が発生する仕組みは考えられないだろうか。

この場合、患者へのデリバリーの仕組みやコストも課題となるが、例えば電子商取引におけるコンビニ受け取りのように、既存の物流事業者が医薬品の運搬を担いつつ、コンビニなどをハブとした供給ネットワークが出来てくるのではないだろうか。また、医療用医薬品でできることは限られるだろうが、ここまでで述べたような利用継続のための仕掛けを取り込むことも考えられるだろう。

■家庭用医薬品（一般薬）のコミュニティシェアリング

ドラッグストアなどで購入可能な家庭用医薬品は、各家庭で必要な都度購入されるが、買った全量が使い切られず薬箱に眠ったままとなることも多い。

そこで、各家庭で余っている家庭用医薬品が特定のコミュニティの中でシェアリングされるような仕組みを提供できないだろうか。例えば、一定の世帯数が集住するマンションなどで、「管理組合が集中的に購買・管理して求めに応じて供給する」「管理組合がハブとなり、各家庭の余剰物をCtoCでシェアリングする」などの仕組みをつくれるかもしれない。共有の安全・安心の確保のためには、薬剤師による品質チェック機能なども必要だろう。

■服薬コンプライアンスへの「スマートホーム」からのアプローチ

処方された医薬品の飲み忘れ防止は治療効果の確保や医療費抑制の点で重要となっているが、病院内での残薬も含めて年間数百億円から数千億円ほどの医療費のロスがあると言われ、解決すべき課題として議論されている。既に製薬会社各社は服薬支援も行っており、服薬有無がセンサーでわかる薬（デジタル薬）や包装の工夫、服薬タイミングを知らせるアプリや通知機能を持った薬箱などを提供している。

そこで、この服薬分野に対して薬のプロダクト目線のアプローチではなく、生活動線・空間の目線から住宅設備や家電メーカーがアプローチすることはできないだろうか。近年はIoTやAI技術の発達で「住空間のスマート化」が進み、家電製品や住宅設備の遠隔操作、学習による高度な作動が可能になりつつある。住居内のモニターやスピーカー、照明を使って本人通知することや、家電メーカーが見守り機能付きのデジタル薬箱を開発することも考えられるかもしれない。このときの儲け方はアザーピープルズマネーとし、むしろ利用者には利用するごとにポイントが付与・還元される仕組みも考えられるだろう。

本章ではヘルスケア事業に異業種から参入する場面を想定しながら、「ビジネスをどのように組み立てるべきか」について3つの軸から示唆を述べてきた。「誰に＝市場」「何を＝商品・サービス」に加えて、「どのように＝売り方・儲け方」もビジネスの重要な“変数”であり、特に3軸目の着想を得るには先行する他業界で展開されているモデルから学ぶこともできるだろう。また、ヘルスケア事業の実例を紹介すると共に、いくつかのアイデアや方向性も述べた。法規制の制約やITテクノロジーの状況などから現時点では実現が難しいものもあるが、本章に記載したような大胆な想定をすることで、革新的ヘルスケア事業の創出につながっていくことを期待したい。

第3部

海外における
ヘルスケア事業の
多様な進化

第3部 海外における ヘルスケア事業の多様な進化

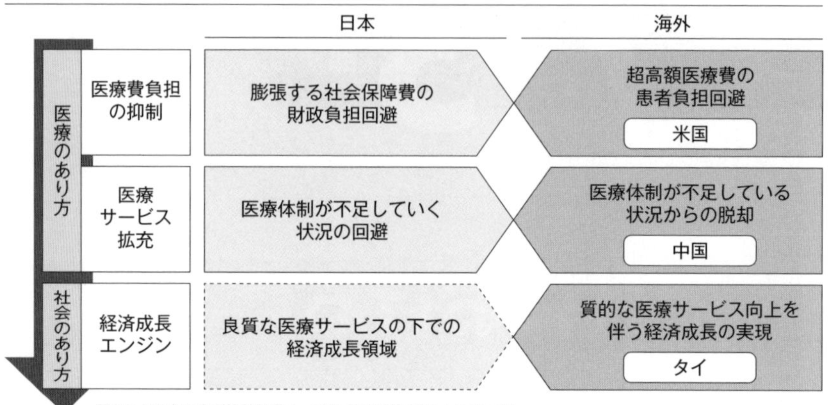

第2部までは、ヘルスケア業界の大きな事業環境変化と日本国内で起きているヘルスケア事業の変化に注目して論を進めてきた。第3部では世界に目を転じ、海外市場で既に起きていること、日本でも今後起こるであろう"ヘルスケアの将来像"の可能性について考えていく。

弊社・ピー・アンド・イー・ディレクションズは、日本企業の海外進出や海外企業の日本市場参入の支援を行うため、米国、中国、ASEANなどに幅広いネットワークを有している。今回はそのようなネットワークを用い、世界経済をリードする大国であり、ヘルスケアのテクノロジー企業を多く輩出し医療先進国となっている米国と中国について言及した。この2大経済大国は、弊社のクロスボーダー型の支援でも欠かすことができない2大重要国であり、多くの読者にとっても関心の高い国であろうと思われる。さらに、成長著しいASEANの中で、国を挙げて"医療ツーリズム・ウェルネスツーリズム"事業を育成しているタイについても取り上げた。

第1章

米国に学ぶ「治療から予防へ」

本書でこれまでも述べてきた通り、我が国においては高齢化に伴う医療費の増大、少子化により、その医療費を社会保障費として支える体制の崩壊を背景に、政府主導による「治療から予防へ」の医療シフトの取り組みが進められており、この分野における期待、役割は今後ますます大きくなっている。本章では、従来から医療・保険制度が「未病・予防」中心に成り立っている米国のヘルスケア産業の動向の把握を通じて、日本のヘルスケア産業にも訪れつつある大きな潮流について考えていきたい。

ヘルスケアの根底に流れる日米の意識・価値観の違い

米国の医療保険制度は日本のような国民皆保険ではなく、65歳以上の高齢者、身体障害を持つ人、重度の腎臓障害を持つ人、低所得者など、限られた人しか公的医療保険制度の対象とならない。それ以外の人は自ら民間保険に加入する必要があり、その割合は全国民の62%を占める。また、米国の医療費は日本のように全国一律の公定価格が定められておらず、自由競争の原理に基づき医療機関や製薬会社が価格を設定している。そのため、医療費は日本と比べて高額となっている。それに伴い保険費も高額になるため、民間保険に加入できない者も多く、2018年の医療保険未加入者は3,070万人と全人口の約9.5%にものぼる（図表3-1-1）。

ここで簡単に、ヘルスケア業界のカテゴリーについて確認する（図表3-1-2)。これまで「治療」分野と述べてきた分野は主に、医師が実際に施術などを実施する病院等の「医療機関」や、治療のための医薬品、医療機器を製造・開発する「製薬」と「医療機器」をはじめ、そうした医療機関・医療従事者向けの様々なITシステムや治療・研究に関する分野などが該当する。これに対し「予防・未病」分野は、必ずしも国家資

図表3-1-1　米国の健康保険加入率（2019年）[1]

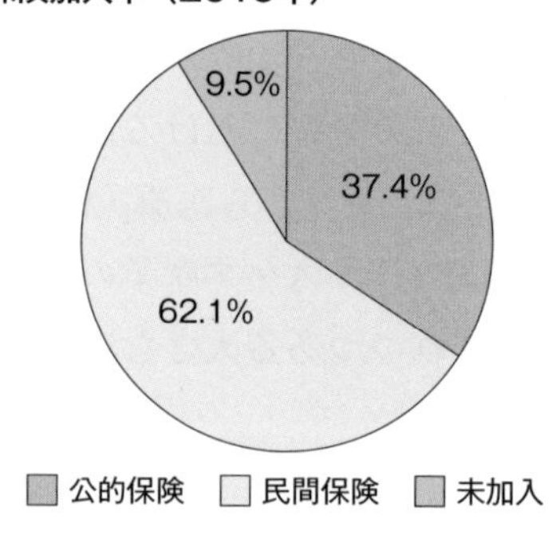

図表3-1-2　ヘルスケア業界のカテゴリーマップ

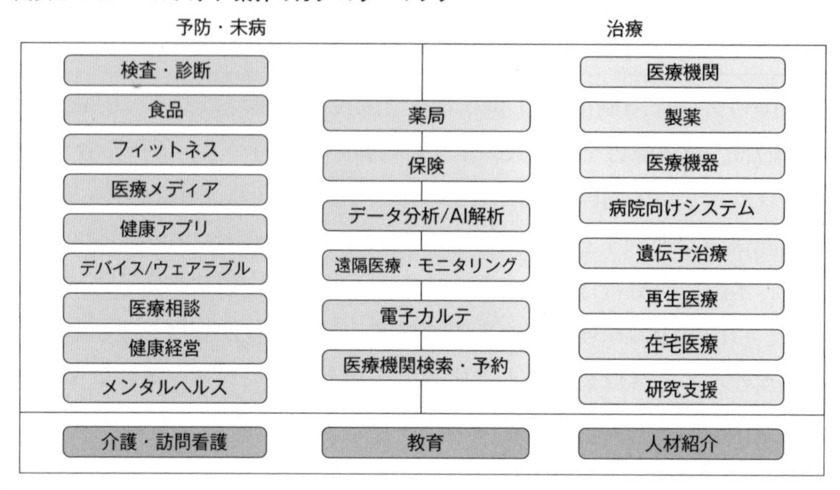

1　Centers for Disease Control and Prevention（CDC）; National Center for Health Statistics（NCHS）『Percentages of persons who lacked health insurance coverage, had public health plan coverage, and had private health insurance coverage at the time of interview by time period』,（2020年）

格を持った医療関係者ではなく、患者や消費者が主体となるようなカテゴリーがメインとなる。日頃の食生活や運動のほか、健康に関するメディアやアプリ、デバイスを通じたソリューションなどである。そして「薬局」や「保険」のように、「治療」分野と「予防・未病」分野の両方に関係するカテゴリーは両者の架け橋のような役割を果たす分野ともなり、「治療」分野から「未病・予防」分野へのシフトにおいても必然的に重要な要素になってくると言える。

このような構造的なヘルスケアの全体像を考えるにあたり、もう1つ欠かせない要素が、後述するようなヘルスケアに対する消費者の意識・価値観である。

これまで述べてきたような背景もあり、米国人の病気に関するマインドセットとして、「病気にかかると医療費が高い→病気にかからないように予防しなければならない→病気にかかったとしてもまずは市販の薬で治す」という考え方が広く浸透している。そして、ヘルスケア業界の各分野のプレイヤーも「未病・予防」分野において様々なサービスを展開している。特にニューヨーク、ロサンゼルス、サンフランシスコといった主要都市部を筆頭に、一般生活者レベルの健康志向・意識が高いこともビジネス成長に大きく貢献している。日頃からワークアウト（ジムでの運動）をする人が多く、2017年にAmazon社の傘下となったWhole Foods Marketや安さが売りのTrader Joe'sといったオーガニックスーパーの日常利用が当たり前となっており、ビーガンやグルテンフリーといった食生活を送る人々の割合も少なくない。また、100％植物由来の人工肉を使用したハンバーガーImpossible Burgerなるものも登場している。そして前述のように、未病時におけるファーストアクションとして、幅広い範囲で市販の薬が入手できるドラッグストアが人々の生活において重要な役割を果たしている。また、肉体的健康だけではなく精神的健康の面においても、日米で大きな差が存在する。日本ではどこか半信半疑なものとして捉えられがちなカウンセリングやセラピーは、米国を舞台にした映画などで頻繁に登場するように、多くの人に抵抗なく受け入れられている。それを実施するカウンセラーやセラピストは高額な対価を請求できる職種となっており、その価値が認められていることがうかがい知れる。このように、米国では日本と比較して、人々の日常生活レベルにおいて「予防」分野のサービス・取り組みが受け入れられやすい土壌が整備されているのだ。

本章では、こうした米国の「未病・予防」分野において、特に近年大きな盛り上がりをみせる「Tech」×「未病・予防」のサービス・ソリューションについてみていきたい。

「未病・予防」のイノベーションの中心はスタートアップ

まず、米国ヘルスケア市場のイノベーションを取り巻くプレイヤーの分布を整理しておく。結論から述べると、製薬企業や医療機器メーカーなどのいわゆる従来型プレイヤーは「治療」の分野の研究開発に強みを持ち、「未病・予防」分野はスタートアップなどの新興系プレイヤーが牽引しているような勢力図となっている。

製薬企業や医療機器メーカーは、従来から「医薬品」や「治療」を取り扱う性質上、規制が強いフィールドで戦っていることに加え、医師や病院等への営業チャネルや販売チャネルなどを確立しているため、他業界や新興企業による参入障壁が高い。そのため、こうしたプレイヤーにとっては、保有するアセットを武器に自らの得意分野にフォーカスするのが合理的であると言える。また、これらの企業の投資先も製薬・治療ベンチャーなど同じく「治療」分野がメインとなっている。

例えば製薬大手のPfizer社は、2019年3月に遺伝子治療の仏Vivet Therapeutics社に4,500万ユーロを出資、2019年6月にはがん治療薬の開発を目的にバイオ医薬品のArray BioPharma社を114億ドルで買収することを発表した。同じく製薬大手のMerk社は、2019年12月にキナーゼ阻害剤を開発中のArQule社を27億ドルで買収しており、2019年9月にワクチン開発のThemis Bioscience社に出資した後、2020年5月にはCOVID-19のワクチン開発を目的に同社を買収した。COVID-19関連については、前述のPfizer社も2020年4月にCOVID-19の予防ワクチン開発での協業を目的にバイオ医薬ベンチャーの独BioNTech社に1億8,500万ドルの出資を発表している。

医療機器メーカーにおいても、製薬企業と同様の傾向が見受けられる。Medtronic社はロボット手術やデジタル外科手技トレーニングなどの強化を目的に、2020年2月に外科手術AIシミュレーションを手掛ける英国のDigital Surgery社を買収している。また、様々な分野で多角的に事業を展開する総合ヘルスケアプレイヤーのJohnson & Johnson社は広くヘルスケア分野において投資を実行しているが、記憶に新しい大規模なものとしては2019年2月に遠隔操作の内視鏡手術ロボットのAuris Health社を24億ドルで買収している。

このように製薬企業や医療機器メーカーのフォーカスが「治療」分野であるの対して、前述のものと反対の理由で、「未病・予防」分野は新興系のスタートアップ企業が参入しやすいエリアとなっており、新しいサービスやソリューションの開発の担い手となっている。

米国市場で巨額の資金調達に成功しているスタートアップについて紹介する前に、GAFAのヘルスケア分野における投資についても言及しておきたい。詳しくは第1部で述べているのでここでは簡単に触れるに留めるが、ITジャイアントのGAFAも近年ヘルスケア分野に積極的に進出している。そして前述の通り、他業界からの参入プレイヤーであることもあり、「未病・予防」分野における投資を積極的に実施している。ここで確認したい特徴としては、いずれの企業も自らの展開するプラットフォームの持つtoC、toBへのリーチを最大限に活用できるようなサービスの実現を構想した投資戦略に基づいているということである。つまり、Google社：Android、Nestなどのデータプラットフォーム、デバイス、Apple社：iPhone、iPadなどのデバイス、Facebook社：SNS、Amazon社：ECサイト、クラウドプラットフォームAWS——といったプラットフォームを基軸としたヘルスケア戦略を取っている。医療関係者・医療機関よりも一般消費者・企業といった層にターゲットが広がる「未病・予防」分野において、他を寄せ付けないほどのユーザーとの接点を持つ各社のプラットフォームが起点となる構図はごく自然で、今後もこの分野におけるイノベーションの求心力となることは間違いないであろう。

ここからは実際に「未病・予防」分野において近年巨額の資金調達に成功しているスタートアップ、および直近で資金調達に成功している注目スタートアップについて、それぞれいくつか紹介していきたい。

がんの早期発見を血液検査のみから実現する手法の開発に取り組むGRAIL社（シリコンバレー）は、これまでに20億ドルの資金調達に成功している。同社はGoogle Xの元メンバーがCEOを務め、2016年に遺伝子シーケンス企業からカーブアウトしたスタートアップである。がんの後期ステージにおける発見と比べ、患者の生存率が5～10倍程度高くなるとされる早期ステージにおける発見を比較的簡易な手法である血液検査により実現する「未病」ソリューションとして様々な方面から注目を集めている。2016年のシリーズAラウンドにおいては、Bill Gates氏（Microsoft社創始者）やJeff Bezos氏（Amazon社CEO）のBezos Expeditions社などから1億ドルを調達しており、またその後のラウンドを通して、Johnson & Johnson社やMerk社といったヘルスケア大手からも出資を受けている。そして、日本からも2017年に電通社のコーポレートベンチャーキャピタル（CVC）である電通ベンチャーズ社が出資をしており、同社の日本におけるパートナーシップ戦略を電通グループの幅広いクライアント・パートナー企業のネットワークを通じてサポートしていくことが狙いであると発表している。

Google Life Sciences部門が独立してスタートしたVerily社（サンフランシスコ）は、これまでに米国やシンガポールのベンチャーキャピタルなどから18億ドルの調達に成功しているAlphabet社傘下の技術系のヘルスケア企業である。涙から血糖値を測ることのできるスマートコンタクトレンズや、パーキンソン病などで手元の動作が思うようにできない人のための自動安定機能付き食器など、同社も「未病」分野において一般ユーザーをサポートする技術デバイスの開発に取り組んできた。また、同社のウェアラブルデバイスにも搭載されているデジタルプラットフォーム「Project Baseline」については、2019年にNovartis社、Pfizer社、Sanofi社、大塚製薬社のグローバル製薬企業4社との戦略的パートナーシップ締結を発表している。デジタルデータ収集の簡易化や分析ツールの導入を通して、各社は循環器疾患、がん、メンタルヘルス、皮膚科、糖尿病などの領域の臨床研究における効率化、および研究対象集団の数の増加と多様化を図ることが可能になるとしている。

メディカルデータ解析を通じてがん患者のケアをサポートするTempus社（シカゴ）は、これまでに6.2億ドルの資金調達に成功している。同社は全米の病院からがん細胞やがん治療の臨床データを入手し、AIを活用して患者のケアに役立つデータベースを構築しており、臨床医師や研究者らはこのデータベースへのアクセスを通して治療法の研究に活用できるとしている。同社はこれまでに250の病院のシステムと提携し、200万件の臨床データを集めている。がん患者のための医療機関向けのサービスということで、どちらかというと「治療」分野のサービスと言えるが、ここで注目したいのは2015年に設立された同社の創業者兼CEOが、従来からヘルスケア分野に身を置く者ではなく、ディスカウントクーポンサービスとして知られるGroupon社の共同創業者の1人で、Groupon社をはじめ複数の会社の立ち上げに携わっているシリアルアントレプレナー[2]のEric Lefkofsky氏であるという点である。妻が

2　シリアルアントレプレナー：何度も起業をしては成功させている連続起業家のこと。

乳がんと診断されたことをきっかけに、この分野における患者のケアに必要なデータが少なすぎることを知り、同社の設立に至ったという。同氏によると、今後は取り扱うデータをがんのみに留めず、心臓病、糖尿病などの分野にも裾野を広げていきたいとしている。こうしたヘルスケア業界外からの参入を通して、「治療」から「未病・予防」に染み出していっている事例として興味深い。

アプリを使った薬局配送を手掛けるCapsule社（ニューヨーク）は、これまでに2.7億ドルの資金調達に実現している。同社はニューヨークで処方薬の宅配を行う薬局として、処方箋を受け取り患者に薬を直接届けるスタッフを配属して、市内のどこにいても追加料金なしで2時間以内に処方薬を患者に届けるサービスを6万人以上のユーザーに展開している。患者はオンライン上もしくは処方をしてもらう際、Capsuleを薬局に指定することで、特に複雑な手続きを経ることなくサービスを開始することができる。同社のアプリには薬の服用等に関しての疑問を薬剤師にチャットで気軽に質問できる機能が備わっており、患者と薬剤師との間の必要なコミュニケーションの増大・効率化も図っている。全米に約6万7,000店舗存在する薬局のうち半数が、日本のコンビニエンスストアのような位置付けとして日常的に利用されているドラッグストア内に開設しており、人々にとって比較的身近な存在として認識されている。こうした仮想薬局や処方薬宅配サービスはその利便性から、ほかにもBlink Health社（ニューヨーク）やNimbleRx社（シリコンバレー）、PillPack社（全州にて展開）など複数社が台頭してきており、今後展開エリアを拡大していくにあたり、いかに競合サービスとの差別化を図っていけるかが論点となる（図表3-1-3）。

次に、直近2020年前後において資金調達に成功しているスタートアップを紹介する。

遠隔医療プラットフォームのAmwell社（マサチューセッツ）は、2,000の病院、55の医療保険と提携し、1.5億人にサービスを提供しており、これまでに7.1億ドルの資金調達を実現している。同社の遠隔プラットフォームは患者と医師を即座につなぐだけではなく、介護人や通訳、専門家をビデオ診療に参加させることのできるマルチウェイ機能が特徴となっている。同社の顧客であるヘルスケア企業は、導入前と比べて8倍もの会員数の増加に成功しているとのことである。こうした遠隔医療ソリューションはコロナ禍において需要が急増しており、同社が2020年4月に公表したところによると、1日当たり最大で4万5,000回のプラットフォーム利用があり、特に感染被害の大きい一部地域では、前年比1,000%の利用増加がみられたという。こうした需要拡大も背景に、同社は2020年5月の資金調達ラウンドで、1.9億ドルの資金調達を実現している。出資者の中には武田薬品工業社のCVCであるTakeda Ventures社も名を連ねている。同様に、患者とのコミュニケーションプラットフォームを提供するConversa Health社（オレゴン）も2020年6月のラウンドでサンフランシスコのベンチャーキャピタルやニューヨークの大手ヘルスケア企業Northwell社などから1,200万ドルの調達

図表3-1-3　薬局配送Capsuleのモデル[3]

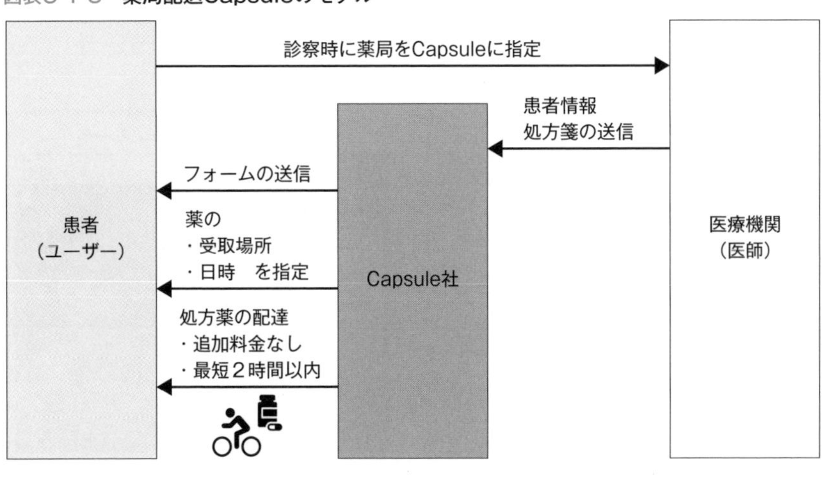

3　Capsule社ホームページ：https://capsule.com/

を実現している。

ケアワーカーのオンライントレーニングプラットフォームを提供するCareAcademy社（マサチューセッツ）も直近で資金調達に成功しているスタートアップの1つである。これまでに調達している1,290万ドルのうち、2020年6月のラウンドでその7割以上を占める950万ドルを調達している。同社のプラットフォームを通してこれまでに11万人以上がトレーニングを受講しているという。先行きの不透明なこの状況下においても依然として必要とされる、介護者が対面接触なくオンラインでトレーニングを積み重ねることができるサービスとして注目が集まっていることを表した結果であると言える。

マインドフルネスと瞑想アプリのHeadspace社（ロサンゼルス）は、2020年に入ってからCOVID-19の前後を合わせて1.4億ドルもの資金調達に成功している。同社のアプリはユーザーが精神的・感情的な問題を解消できるようにガイドして、瞑想を手助けしてくれるもので、ユーザーの気分やライフスタイルに最適化された瞑想方法が提供され、実施した瞑想プログラムを記録することができる仕様となっている。同社はこれまでに数多くのセレブのエンジェル投資家が出資していることでも話

図表3-1-4　遠隔医療プラットフォームAmwell[4]

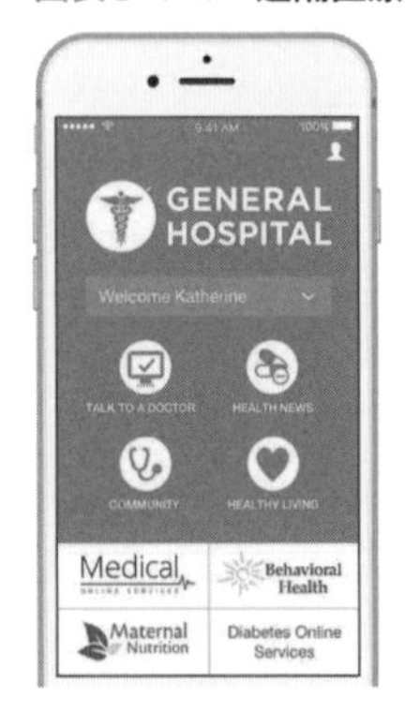

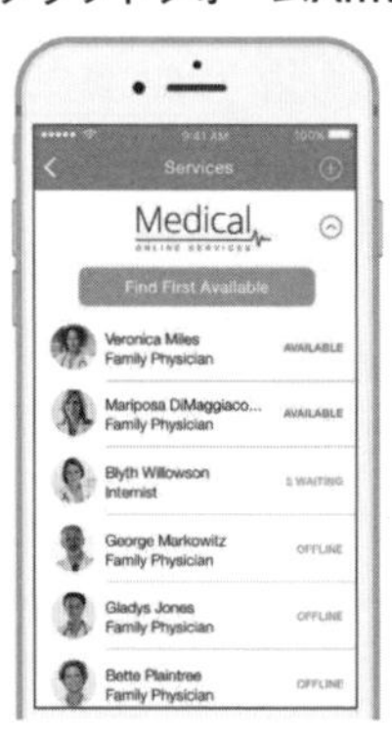

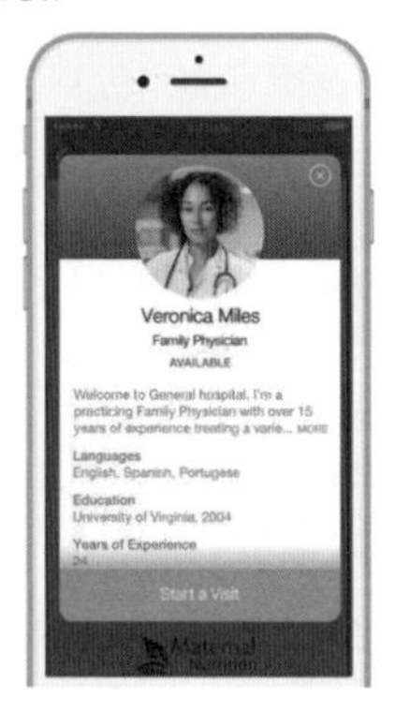

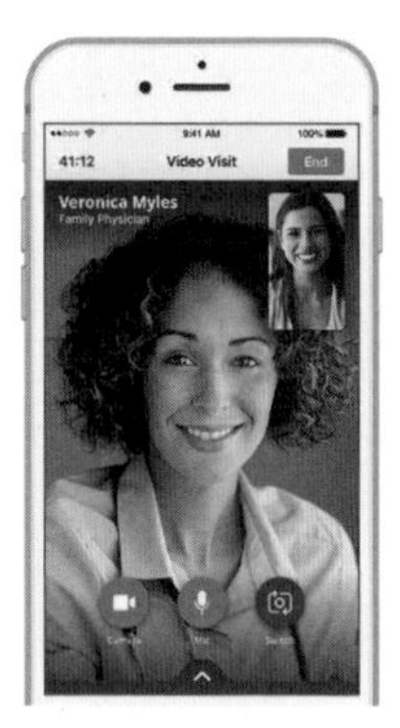

4　Amwell社ホームページ：https://business.amwell.com/solution-overview/

題になっており、ハリウッド女優のJessica Alba氏、同俳優のJared Leto氏、テレビ司会者のRyan Seacrest氏のほか、Linkedin社CEOのJeff Weiner氏などが出資している。米国でこうしたマインドフルネス・瞑想は先進的な都市・企業・個人を中心に広く生活に取り込まれるようになっており、気分転換や精神統一を通して従業員のパフォーマンスの向上やメンタルケアを図る目的で、サンフランシスコやニューヨークの大手企業などにおいてはMeditation（瞑想）ルームが設置されている場合が多い。

米国のヘルスケアからみた日本の「治療から予防へ」の展望

以上のように、巨額の資金調達に成功しているスタートアップ、特に直近で資金調達に成功しているスタートアップに共通する点として、ヘルスケア市場に自らの勝負できる技術を通じて切り込んでいっており、そのターゲットとするセグメントは既存ヘルスケアプレイヤーや規制などの参入障壁の高い「治療」分野ではなく、「未病・予防」分野が中心となっていることが挙げられる。そして、ヘルスケア業界以外においても共通して台頭するような「AI」「データアナリティクス」「パーソナル」「リモート」などの注目分野の先端動向を踏まえたこれらのスタートアップのイノベーションのスピードが、従来のヘルスケアプレイヤーのそれよりも格段に速いため、この分野はスタートアップが牽引する市場となっていることが理解できるであろう。

こうした米国の事情は、今後の日本のヘルスケア業界を考える上で重要になってくることは、改めて言うまでもないだろう。土台となる医療保険制度の根本的な違いはあるものの、「未病・予防」分野へと進む大きなベクトルは同じである。米国は長年、世界最先端の医療・医薬の研究開発・実践を担ってきたことを背景に、盲腸手術で自己破産するとまで言われるようになった高額の医療費がその大きな要因である。一方、日本は少子高齢化により、社会保障としての医療保険制度の運用が曲がり角、見直し点にきており、危機感は高い。さらに消費者個人レベルにおける「未病・予防」分野の下地も徐々に整いつつある。近年、米国を追うようにして日本においてもオーガニック商品が好まれたりフィットネスジムに通う人が急増したりと健康意識の高まりがより一層進んできていることは、肌身で感じられるところであろう。

本章でこれまでみてきたように、米国のヘルスケア業界の「治療」「未病・予防」の各セグメントの先端を走る主要プレイヤー群の業界地図の分布をしっかり把握する必要がある。その上で、巨大な資本・アセット・顧客基盤を誇るGAFAを中心とした巨大IT企業を中心に、保有するユーザーとの接点となる各ツールのデファクトスタンダードの周りに発生・集積するソリューションの性質を読み取ることが重要である。また、

図表3-1-5　米国ヘルスケア業界における潮流

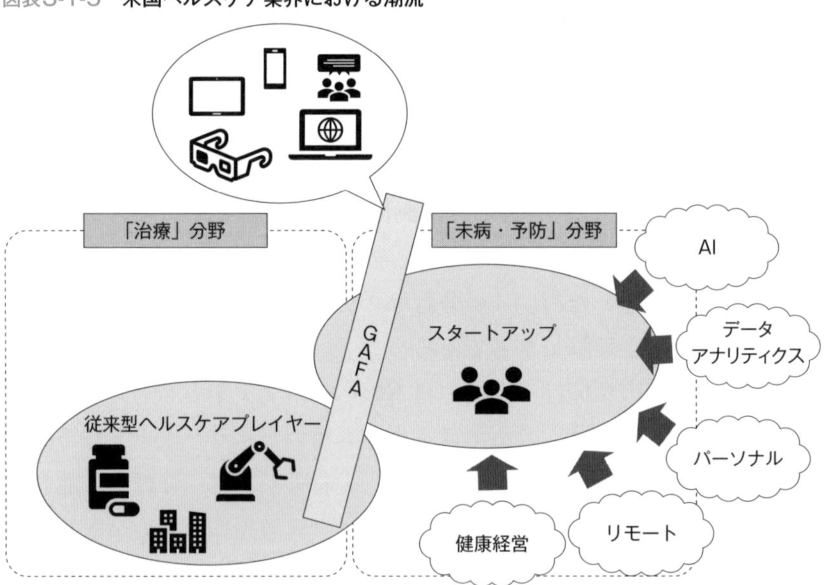

それらのエリアを横断して影響を及ぼす、ヘルスケア業界においても台頭する分野では、よりイノベーションが加速されているという構図をしっかり理解しておかなければならない。その上で、自社の事業領域や目指すべき姿を踏まえて、今後日本においてもカギとなるヘルスケアの「未病・予防」分野において、自らのリソースを張るべき分野・注力していく分野を見極めて取り組んでいかなければならない。そうでなければ、大きな転換点に向かっている日本ヘルスケア市場において、前述のように既に動き出している米国を中心としたグローバルな競合プレイヤーに淘汰されていく可能性が高い。

第2章

中国に学ぶ「ヘルステックによる医療の生産性向上」

中国では、経済発展と共に医療体制の整備が進んできたが、人口の多さや国土の広さが課題となり、先進国と比較して十分な水準には至っていない。都市部では受診の順番待ちがひどく、農村では遠くの病院に通うこと自体が患者の負担になっている。一方で、医療関連の規制が日本より緩いこともあり、ヘルステックを試みる機運は高く、中国がいち早く触手を伸ばして臨床試験を行うことで、先行していたほかの国を追い抜いてしまうことも少なくない。

本章では、急成長する中国のヘルスケア市場の動向を、国家戦略や企業、テクノロジーの観点から紹介する。医療体制が不十分な中国が生産性を高めるために、どのような取り組みをしているのかを学ぶことで、今後の少子高齢化で医療体制の見直しが求められる日本企業に対して中国の最先端テクノロジーやマーケットとしての魅力を理解する一助としたい。

中国のヘルスケア市場の現状

具体的な説明に入る前に、中国のヘルスケア市場の現状について説明しておく。

中国の調査機関（根據前瞻産業研究院）が公表しているデータによると、2019年のヘルスケア市場（中国大健康産業）の市場規模は8.78兆元であり、2023年には14.09兆元となると予測している。年平均成長率は12.55%となっており、今後の急成長が見込まれる産業となっている。

規模については、1人民元＝15円として考えた場合、約211兆円となる。これは、日本のヘルスケア産業の市場規模33兆円（2025年推測）と比較するとかなり大きな規模である[1]。また、病院数、病床数、医師数も、日本と比べて規模が大きい（図表3-2-1）。

このように、世界的にみれば規模の大きな中国のヘルスケア市場ではあるが、医療体制として抱えている特に大きな課題を2つ取り上げる。

1つ目は、深刻な医師不足である。統計上では、人口当たりの医師数は日本よりも少ないものの大きな差のない中国であるが、この数字は近年医師数が急増したことによるところが大きい。2008年時点の医師数（助理医師を除く）は171万人であり、2018年までの10年間で約130万人の医師が増加した。中国では長年、医師不足が指摘されており、病院での待ち時間の長さや医療の質の低下につながっている。また、後述する医療格差が生じる大きな要因にもなっている。中国の医師不足は、医師の社会的な地位や収入が、日本ほど高くないことに起因する部分が大きい。最も優秀な理数系の高校生は、医学部ではなく名門の清華大学、北京大学の理工系学部を受験することが多く、将来のキャリアとしては、医師より社会的な地位が高く安定した高級官僚を目指すことが多い。日本では医師の子どもが医師を目指すケースが多いが、中国では親である医師が子どもに医師を薦めるケースは少ないという。これもまた、中国で医師が長年不足している一因と考えられる。中国の医師の社会的地位の低さは、患者が医師に対して暴力をふるう事件が多発する要因にもなっている。国家戦略として医師数を増やすことを目指している中国であるが、急速に増加した医師が現場で戦力となるためには一定の期間を要すると考えられるため、医師不足の課題は今後も継続するものと思われる。

2つ目は医療格差である。前述したように、都市部と農村部、富裕層

1　次世代ヘルスケア産業協議会 公表数値より。同協議会は「日本再興戦略」に基づきヘルスケア産業の育成等に関する課題と解決策を検討する協議会。

と貧困層の差が大きな中国では、人によって受けられる医療に大きな差がある。診療を受けるのが難しいだけでなく、受けられても医療費が高いことが大きな問題となっている。中国の医療費が高い背景には、制度的な問題も多くあり、過剰診療による医療費の高騰や、市場化による個人負担の増加などが挙げられる。都市農村間の格差は、アクセス、家計負担率、サービスの質／量で著しく、例えば乳幼児死亡率の都市農村間格差は世界的にみても高い。貧困世帯だけでなく、貧困を脱した世帯にも医療費負担は大きく、医療へのアクセスを制限する大きな要因となっている。都市部においても医療格差は存在する。「農民工」と呼ばれる農村からの出稼ぎ労働者の流入によって、都市では医療アクセス難に陥る人が劇的に増えている。農民工は、戸籍のある地域の新型農村合作医療制度に加入することで、医療へのアクセスが確保されていると考えることもできるが、還付手続きのために帰省しなければならないこともあり、加入を躊躇する人も多い。近年の医師数の増加は末端を強化するという国家の重点的な指導のもと、中国の末端医療衛生機構の医師チーム

図表3-2-1　中国と日本の医療体制[2,3]

項目	単位	中国（2018年）	日本（2018年）
ヘルスケア市場規模	兆円	132	25
病院数	か所	33,009	8,327
病床数	床	6,519,749	1,535,358
医師数	人	3,010,000	311,963
人口	億人	13.93	1.27
1万人当たり病院数	か所	0.24	0.66
1万人当たり病床数	床	46.80	121.37
1万人当たり医師数	人	21.61	24.66

2　厚生労働省、次世代ヘルスケア産業協議会、中国衛生健康統計年鑑、根據前瞻產業研究院
3　日本のヘルスケア市場は2016年時点。中国のヘルスケア市場を8.78兆元とし、1元＝15円で算出。中国の医師数は助理医師を除く。

の立ち上げがここ数年で急激に進展したことによる要因が大きい。それでも医療格差は中国国内において根深く、現在も中国の医療体制の大きな課題となっている。

このように、中国ヘルスケア市場は大規模で急成長をしつつも、大きな課題を抱えている。これらの課題を解決するために、国家や企業が様々な取り組みを行っており、近年は特にその動きが活発化している。まずは、次節で中国政府の取り組みについて説明する。

国家戦略「健康中国2030」による推進

中国では、旧来より5つのヘルスケア分野に注力してきた。それらは、①医療機関を中心とする医療産業、②薬品、医療機器、医療消耗品を中心とする医薬産業、③「緑色食品」、サプリメントを中心とする健康食品産業、④健康診断、健康コンサルティング、リハビリを中心とする健康管理サービス業、⑤養老産業の5産業である。また、「健康中国2030」では、旧来の5分野に加え、⑥健康分野におけるビックデータの活用、⑦スポーツ産業の発展、も国民健康水準向上分野として挙げられている。

「健康中国2030」とは、健康分野における初の中長期的な国家計画であり、2016年に「健康中国2030規画綱要（規画）」が打ち出され、2019年には「規画」の目標を達成するために必要な取り組みを具体化した「健康中国実施行動意見」が発表されている。「健康中国2030」は、「協力・共有、全国民の健康」を基本方針とし、内容は前述したように幅広い分野にわたっており、「意見」では、3大主要任務（計15行動）が示された（図表3-2-2）。

「健康中国2030」で掲げられている主な数値目標は、図表3-2-3の通りである。健康サービス産業の年間規模は、2020年に8兆元、2030年に16兆元に到達する目標である。平均寿命を2020年には77.3歳、2030年には79歳に引き上げ、乳児の死亡率を現在の0.81％から0.5％へ、5

歳以下乳幼児の死亡率を1.07%から0.6%へ、妊婦出産時死亡率を10万人中20.1人から10万人中12.0人へと低下させる。また、2030年までに日常的に運動する人を2014年の3億6,000万人から5億3,000万人へと上昇させることを目標としている。さらに、医療サービスの能力を大幅に向上させ、整合性、網羅性のある医療・衛生システムを構築する。2030

図表3-2-2　**健康中国実施行動意見**

主要任務	行動
(1) 健康に影響する諸要因への全面的介入	①健康知識普及（家庭・個人を対象とする疾病予防知識の普及等） ②食事に関する合理化（減塩・減油・減糖に関する指導強化等） ③健康増進（公共スポーツ施設の無料化・低価格化の推進等） ④喫煙制限（政府機関の全面禁煙の実施等） ⑤心の健康促進（人材育成の強化等） ⑥健康増進の環境形成（大気・水・土壌の汚染防止等）
(2) 健康なライフサイクルの維持	⑦婦人と幼児の健康促進 ⑧小中学生の健康促進（体質・健康状態の成績表記入等） ⑨従業員の健康増進 ⑩高齢者健康増進
(3) 重大疾病の防止	⑪心・脳血管疾患予防 ⑫がん予防 ⑬慢性呼吸疾病予防 ⑭糖尿病予防 ⑮伝染病予防

図表3-2-3　**「健康中国2030」の数値目標**[4 5]

項目	単位	2020年	2030年
健康サービス産業規模	兆元	8	16
平均寿命	歳	77.3	79.0
乳児死亡率	%	0.81	0.50
5歳以下乳幼児死亡率	%	1.07	0.60
妊婦出産時死亡率	10万人当たり人数	20.1	12.0
日常的に運動する人	人	3億6,000万	5億3,000万

4　健康中国2030
5　日常的に運動する人の3億6,000万人は2014年の実績値。

年までに人口1,000人当たりの医師数（助手を含む）は3人以上、専門看護師数は4.7人以上にそれぞれ引き上げることを目指している。

「健康中国2030」のように国家戦略として取り組むことで、中国のヘルスケア市場は大きく進展することが期待される。また、この動きは日本企業にとっても追い風になると思われる。「健康中国2030」の動きを背景に中国各都市は日本の先進医療の誘致に積極的な姿勢をみせており、医薬品・医療、スポーツ、食品、環境セクターなどの幅広い関連産業にビジネスチャンスが生まれている。

中国の最先端ヘルスケアテクノロジー

中国の最先端ヘルスケアテクノロジーを、人工知能、遺伝子治療の観点で解説する。

▶ 人工知能（AI）

中国では人工知能の先端技術を迅速に導入し、医療サービスモデルを再構築することで、国内での医療分野のあり方を変えようとしている。中国政府も医療分野への人工知能の導入を積極的に推進している。

現在の中国国内での人工知能の活用シーンは、大きくBtoBサービスとBtoCサービスに分けられる。BtoBのサービスシーンでは画像診断、医療ロボット、音声認識、補助診療、医薬開発、疾病予測、遺伝子配列測定などに応用されている。また、BtoCのサービスシーンでは、オンライン診療、遠隔医療、医療診断、ウェアラブルデバイス、健康管理などに応用されている。中国の医療分野で人工知能の活用が進んでいるのは、画像診断の分野であり、既に肺結節や眼底などの疾病領域での製品開発に活用されている。その他にも研究開発の分野では新薬やインフルエンザワクチンの開発に応用されており、診断分野では直腸がんや乳がんの診断、パーキンソン病の事前予測などに活用されている。

中国の医療現場で人工知能が活用された具体的な事例を1つ取り上げる。中国の50％以上の病院では、医師がカルテを書く時間は1日平均4時間を超えていたと言われている。ある放射線科では依然として伝統的な書き方を採用しており、専門記録員が医師の語る診断内容を記録した後、コンピュータに入力するなど、効率性は低かった。このような課題の解決のため、中国の病院では人工知能の仮想アシスタント機能が導入された。医師の診断内容はリアルタイムでテキストに変換され、HIS、PACS、CISなどの病院情報管理ソフトに入力されることで、カルテ記入の効率性を高めることに成功した。これにより、医師は患者とのコミュニケーションや疾患診断に、より多くの時間と労力を割くことができるようになり、医療の質の向上にもつながった。

2019年末、中国の人工知能産業の規模は510億元を超え、人工知能の企業数は2,600社を超えた。後述する巨大企業も相次いで人工知能の分野に参入しており、急速な成長を遂げている。人工知能の市場が拡大する中で、図表3-2-4のように、自然言語処理、画像認識、機械学習、ディープラーニングなどの人工知能の基礎技術は医療現場でも応用され、

図表3-2-4　人工知能の医療現場への応用

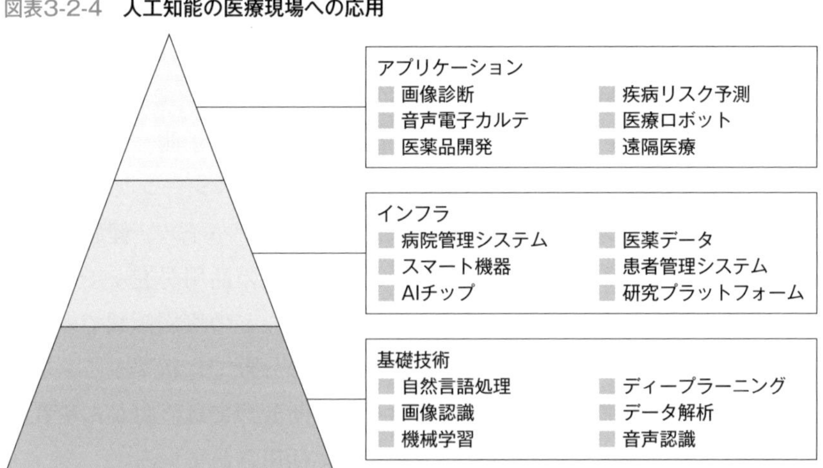

医療コストの大幅な低減だけでなく、診断精度と効率を向上させる上でも大きな役割を果たすことが期待されている。

▶遺伝子治療

中国の遺伝子治療業界は急速に発展しており、多くの企業が参入している。この業界の先駆者とも言える企業の中には上場を果たす企業も出てきている。例えば、華大基因社、貝瑞基因社、燃石医学社（Burning Rock Dx）といった企業はその代表例である。

遺伝子治療の中には既に活用されている技術もあれば、臨床試験段階のもの、科学研究レベルの技術など様々である。特に、疾病治療に対する遺伝子技術の応用は医療機関からの需要が高く、300社以上の国内遺伝子検査会社の中で、臨床レベルの遺伝子検査サービスを提供する会社は130社以上あるとされている。ここでは、上場を果たしている華大基因社、燃石医学社の2社の動向について説明する。

華大基因社は、1999年に北京市で設立された。主要な事業はゲノム解析である。創業から間もない頃に、国際プロジェクトのヒトゲノム計画に参画し、全DNAの1％分の解読を担当するなど活躍をみせている。2017年には上場を果たし、今では中国政府からも、国を代表するバイオ企業として強いバックアップを受けている。華大基因社はゲノム解析以外に、新型出生前診断（NIPT）の検査も受託しており、2018年5月末までに全世界で313万人の検査を実施している。最近では、COVID-19の簡易検査キットで世界中から注目されている。2020年8月時点では3,500万セットの検査キットを180か国に販売し、18か国に58か所の検査施設を建設している。

燃石医学社は2014年に設立され、がん患者向けの各種検査、がんの早期診断、がんゲノムビッグデータの3業務を中心としている。同社は2014年に初のNGS検査製品の提供を開始し、現在は臨床検査において、がん分子標的薬と免疫療法のコンパニオン診断、腫瘍の良悪性識別、微小残存病変の検査、腫瘍再発予測などを行うことができる。がんの早期診断では、9種類のがんに関する20近い研究を行っており、がん患者、良性腫瘍患者、健常者計8,000余名の組織や血液サンプルを基に、がん早期診断のモデルを構築した。また、同社は2020年5月に、中国初の1万人超規模のがん早期診断研究プロジェクト「PREDICT」をスタートしている。2020年6月にはナスダックに上場し、がん検査を主要業務とする中国企業の初の米国上場となった。

人工知能と遺伝子治療の分野以外でも、中国国内でのヘルスケア技術の進歩は目覚ましいものがある。例えば、5Gやビッグデータ解析といった技術の応用が医療分野においても進んでおり、世界中から注目を集めている。これらの技術は中国のヘルスケア産業の生産性を高める上で重要な役割を果たすことが期待されているため、人工知能や遺伝子治療といった分野と合わせて、今後も注目が必要となるであろう。

巨大企業のヘルスケア市場参入

中国のヘルスケア市場には巨大企業の参入もみられる。特に、BATと呼ばれるIT企業大手3社のBaidu社、Alibaba社、Tencent社のヘルスケア市場での動きは近年活発化している。

Alibaba社は1999年の創立以来、BtoBのECサイトで多くの会員を集めて急成長している。ヘルスケア市場では医薬品のネット販売やインターネット医療、スマート医療などに取り組んでおり、医薬品のネット販売では日本の医薬品を販売する越境ECにも積極的に取り組むなど、大きな売上を上げている。スマート医療の分野ではAI診断に力を入れており、COVID-19の感染が拡大した際には、新型肺炎の疑いがある患者のCT画像を20秒以内に96%の精度で判読するAIを開発し、診断効率を大幅に引き上げることを可能にした。近年は民間の健康診断事業への進出も進めている。2019年に、「愛康国賓健康管理集団（iKang Healthcare Group)」の買収を完了し、その半年後には「美年大健康産業（Meinian Healthcare)」の第2位株主になった。この2社は健康診断業界で覇権を争っていた2強であり、Alibaba社はこの2強の争いに幕を下ろしたと言える。健康診断はヘルスケア分野での最も重要な集客口であり、そこを押さえたAlibaba社の業界内での存在感は今後より一層増していくものと思われる。

Tencent社は、デジタルヘルス部門で積極的な投資を行っている。中国企業への投資に加えて、米国企業やインド企業への投資も行っており、海外展開も見据えた動きをみせている。投資分野としては「臨床研究」や「管理ツール」、「医療コンテンツ＆マーケティング」分野への投資が多く、月間アクティブユーザーが約11億人いる「WeChat（微信)」の顧客基盤を投資企業の顧客開拓にも活用している。Tencent社が出資しているインターネット医療サービス「WeDoctor（微医)」では、病院診察のオンライン予約、オンラインでの診察、遠隔診療、ヘルスケアサポートなどのサービスを提供している。遠隔医療は主にスマートフォン上のアプリで行われ、WeChatとも連携している。自分の症状をスマホ上で入力し、医師にその状況を診断してもらい、適切な処置の指示をもらう。症状の重篤さが懸念されるならば、その診断結果を紹介状として適切な病院への紹介が行われる。診断をAIで行う技術の開発も進めており、中国の農村部の一部で健康診断や診察などの医療サービスを無料で提供し、AIへの学習に必要なデータの収集も行っている。

Baidu社は、ほかの2社と同様にAIに力を入れている。2016年にはクラウドプラットフォームを開放し、クラウドコンピューティング、ビッグデータ、AI、伝統的な医療業界を結び付ける「百度医療大脳」を構築し、インターネット医療プラットフォームの革命的なアップグレードを推進することを表明している。大量の医療データ、専門文書の収集と分析により、病院、医師、患者を支援し、ヘルスケア市場でAI時代を切り拓くことを目指している。

こういった、巨大企業が自社の経営資源を有効的に活用することで、中国ヘルスケア市場の成長はさらに加速するものと思われる。また、国内に留まらず世界的な影響力を持つ3社の動きが世界のヘルスケア市場に好影響をもたらすことも期待される。

今後、中国では少子高齢化が深刻な社会問題になることが予想される。国際連合が公表している「世界人口予測・2019年版」によると、2050年には4.8億人が60歳以上の高齢者となり、人口の34.6%を占めると予想されている（図表3-2-5)。本書でこれまで述べてきた通り、日本では中国に先んじて少子高齢化の波が押し寄せており、「治療から予防へ」のシフトなど多くの対応策が取られている。医療体制の維持が難しくなる中で、世界に先駆けて医師不足や医療格差の是正に舵を切った中国の動向には、日本も学ぶことができる面があるだろう。そして、日本で培ったノウハウを生かして中国の高齢者ヘルスケア市場に参入することも中長期的な目線では魅力的と言えるだろう。

図表3-2-5　中国の60歳以上の人口推移[6]

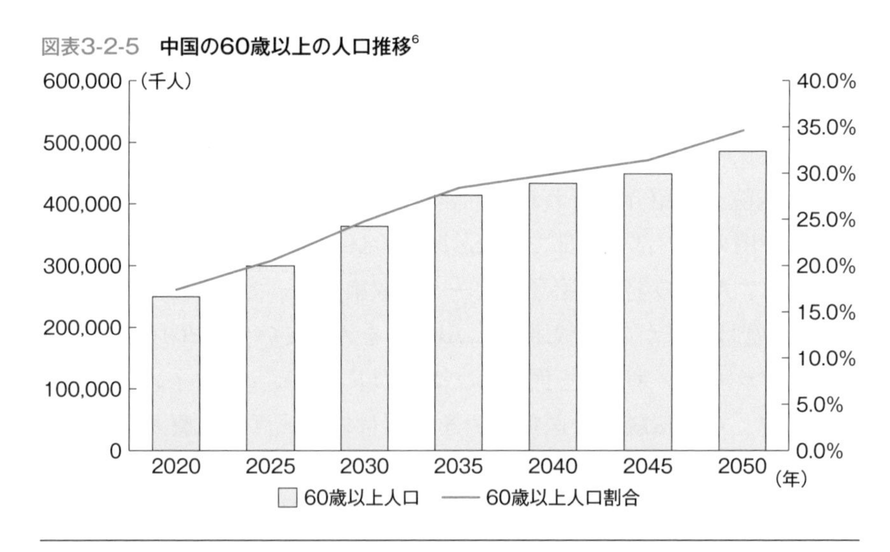

6　国際連合『世界人口予測・2019年版』、中国の年齢区分別人口予測、2019年

第3章

タイに学ぶ「ヘルスツーリズムの現状とこれから」

ここまで米国と中国という2つの経済大国における医療のあり方を起点とした取り組みをみてきた。本章では成長著しいASEANの中から社会・経済のあり方を起点としてヘルスケアの進化に取り組むタイを取り上げる。

タイが力を注ぐヘルスツーリズム「医療ツーリズム・ウェルネスツーリズム」は、グローバルで60兆円超の市場規模（2017年）を誇る成長産業である。黎明期にある日本ではまだ馴染みのない言葉だが、経済産業省の健康寿命延伸産業創出推進事業における調査・検討を経て、2018年にヘルスツーリズム認証が事業化された。これにより、ようやく日本においてもヘルスツーリズムの枠組みが整理されたところである。日本のヘルスケアの将来の可能性の1つとして参考にされたい。

国策としての“医療ツーリズム”の現状

2015年11月、タイ政府は経済発展の新しいエンジンとして10業種を指定した。その10業種の中には、医療ツーリズムとウェルネスツーリズムが入っていた。

この政策は遡ると、タイ政府が2003年に医療ハブ（Medical Hub）を国家政策の1つに掲げたことに始まる。当時の目的は国民がより充実したサービスを受けられるよう医療サービスを向上させることであり、その一環として、海外からの顧客を受け入れ、関連産業をより骨太に発展させるものであった。加えて、購買力の高い外国人が長くタイに滞在することにより、不動産への投資や消費の増加など、経済全体への波及効果をもたらすのではないかとの期待もあった。

タイ政府の方針を受け、タイでは医療ツーリズムが大きく発展し、特に私立病院では海外からの患者を受け入れられるよう医療サービスの向上に力を注いできた。その証左として、国際的な医療施設評価機関であるJCIのデータによると、JCI認定を取得したタイの病院は2020年6月時点で61か所にのぼる。JCI認定を取得した病院の数は日本、韓国、東南アジア諸国より数が多く、その医療レベルが高いことがうかがえる。

次に、タイにおける治療費をみてみたい。2020年6月のMedicaltourism.comのデータによると、各疾患の治療費は韓国やシンガポールに比べると十分に安く、米国と比べると圧倒的に低価格であることがわかる。高

図表3-3-1　タイにおいて経済成長エンジンに指定された10業種[1]

短中期：元々ノウハウがあり、発展させるのが比較的容易な業種	
1	次世代自動車
2	スマートエレクトロニクス
3	富裕層向けのツーリズム・医療ツーリズムとウェルネスツーリズム
4	農業・バイオテクノロジー
5	加工食品
長期：新しい業種で、タイで投資するポテンシャルがある業種	
6	ロボット工学
7	航空機産業・物流
8	バイオ燃料・バイオケミカル
9	デジタル
10	医療ハブ

1　Minister of Industry（Thailand）『Thailand Moving Ahead with Cluster Development ~ 10 Targeted Industries: Mechanism to Drive Economy for the Future（New Engine of Growth）~』，2015年

い医療レベルとサービス水準、そして同じ水準の国と比較すれば治療費用が安いことなどから、タイは医療ツーリズムの目的地として国際的に

図表3-3-2　各国のJCI認証を取得している病院数[2]

	JCI認証取得病院数
中国	86
タイ	61
日本	30
インドネシア	30
マレーシア	16
韓国	12
シンガポール	8

図表3-3-3　各国の医療処置ごとの治療費の比較[3]

単位：米ドル

治療内容	タイ	マレーシア	シンガポール	韓国	アメリカ
Angioplasty（経皮的冠動脈形成）	4,200	8,000	13,400	17,700	28,200
Heart Bypass（冠動脈バイパス手術）	15,000	12,100	17,200	26,000	123,000
Heart Valve Replacement（心臓弁置換術）	17,200	13,500	16,900	39,900	170,000
Hip Replacement（人工股関節置換術）	17,000	8,000	13,900	21,000	40,364
Knee Replacement（人工膝関節置換術）	14,000	7,700	16,000	17,500	35,000
Spinal Fusion（脊椎固定術）	9,500	6,000	12,800	16,900	110,000
Dental Implant（歯科インプラント）	1,720	1,500	2,700	1,350	2,500
Breast Implant（豊胸手術）	3,500	3,800	8,400	3,800	6,400
Rhinoplasty（鼻形成術）	3,300	2,200	2,200	3,980	6,500
Lasik（both eyes）（両目レーザー角膜切削形成術）	2,310	3,450	3,800	1,700	4,000
IVF treatmrnt（体外受精治療）	4,100	6,900	14,900	7,900	12,400

2　Joint Commission Internationalホームページ、『JCI-Accredited Organizations』：https://www.jointcommissioninternational.org/about-jci/jci-accredited-organizations/（2020年6月時点）

3　Medicaltourism.com『International Medical Treatment Prices』（2020年6月時点）https://www.medicaltourism.com/compare-prices

注目されるようになった。

医療ツーリズムとウェルネスツーリズムを含む10業種を経済成長の新しいエンジンとして発表した翌年、タイ政府は2017年から実施する医療ツーリズムの10か年に及ぶ成長促進計画を発案した。関連政策として、ここでは3つの政策を取り上げる。1つ目の政策は、治療を目的とした中国・ミャンマー・ラオス・ベトナム・カンボジアからの入国者（患者と付添人で最大4人）のビザを30日間から90日間に延長・変更したことである。2つ目の政策は14か国（日本・オーストラリア・デンマーク・フィンランド・フランス・ドイツ・イタリア・オランダ・ノルウェー・スウェーデン・スイス・イギリス・カナダ・アメリカ）からの入国者に対し、長期滞在ビザを1年間から10年間に拡大させることであった。3つ目は、外国人向けの健康診断パッケージや歯科治療パッケージを提供することであった。

では、実際にどれくらいの外国籍の人がタイの病院でサービスを受けているのだろうか。タイ政府の統計局の調査によると、2016年にはタイの私立病院と私立医療機関で約423万人の外国籍の人が医療サービスを受けていた。うち9割以上が、バンコクに立地する病院で治療を受けた。国別でみると、1番人数が多いのはミャンマー、2番目は中国、3番目はカンボジアであった。タイ人からすると、医療ツーリズムは当初、中東からの顧客を勧誘するイメージが強かった。しかし実際には、カタールやクウェートで近代的な病院の投資が行われていることや、アラブ首長国連邦が海外での治療援助を9割から5割に減額したことなどが影響し、中東からの需要が減ったため、中国や近隣国にターゲットを切り替えた経緯があった。

外国籍の人はタイでどのような医療サービスを受けているのだろうか。2019年の保健省の調査によると、外国籍の人のうち約53%は健康診断のサービスを受けており、その他の人達は様々な病気の治療を受けていた。病気の治療で1番多いのはがんの治療であり、2番目は整形外科の治療、3番目は心臓の冠状動脈と静脈の治療であった。支払った治療費は様々であり、次に述べる事例の中でタイ国籍と外国籍の治療費を具体的な数字で比較する。

ここで、現在のタイの医療保険についても触れておく。タイの医療保険は社会保障として政府が負担している医療保険システムと、民間の医療保険に大きく分けることができる。前者の政府負担の医療システムは、大まかに3つに分けることができる。1つ目は公務員およびその家族のための医療給付制度、2つ目は民間被用者本人の社会保障制度の傷病等給付、3つ目は国民医療保険制度である。それぞれの制度によって、本人が負担する保険料率が変わってくる。ただし、どの制度を利用しても、基本的に国営病院でしか医療サービスを受けることができず、民間の病院にかかると本人負担の割合が大きくなるという共通点がある。つまり、国営病院であるゆえに治療費が安い。しかし、待ち時間が長く、いつも混んでいる。そのため、富裕層は民間の保険を買い、国営より治療費の高い私立病院を選択する者も少なくない。海外からの顧客のみならず、国内の富裕層も私立病院の大事なターゲットなのである。

私立病院の変化――最大規模の私立病院グループ『Bangkok Dusit Medical Services』

個別の事例を詳しくみる前に、私立病院と私立医療機関を利用する患者数を確認しておく。タイ政府の統計局の調査によると、私立病院と私立医療機関を利用するすべての患者数は2011年に約4,600万人であり、2016年には約6,200万人に増加した。年平均増加率は約6.6%である。外国籍の患者数は2011年が約300万人、2016年が約400万人である。一方で、タイ国籍の患者数は2011年が約4,300万人、2016年が約5,700万人であった(図表3-3-4)。

別のデータとして、タイ観光スポーツ省によると、海外の観光客からの医療関係の収益は年々増加していることが明らかになっている。2014年の医療関係の収益は11,145百万バーツに対し、2019年は35,079百万バーツに増加、1バーツ＝3.5円として1,200億円超となる。年平均増加率は約25.8％である。このように海外からの医療ツーリズム市場がこの数年で急速に拡大していることは明らかである（図表3-3-5）。

ここからはBangkok Dusit Medical Services（BDMS）を取り上げ、同病院の事例を詳しくみていく。BDMSはタイで最大規模の私立病院グループである。BDMSが運営しているバンコク病院は、タイでは知らな

図表3-3-4　タイの私立病院と私立医療機関を利用する患者の数[4]　単位：千人

	タイ国籍		外国籍		合計	
	2011年	2016年	2011年	2016年	2011年	2016年
入院患者数	2,034	2,617	143	187	2,177	2,804
外来患者数	41,292	54,796	2,866	4,042	44,158	58,838
合計	43,326	57,414	3,009	4,228	46,335	61,642

図表3-3-5　タイにおける海外の観光客からの医療関係の収益[5]

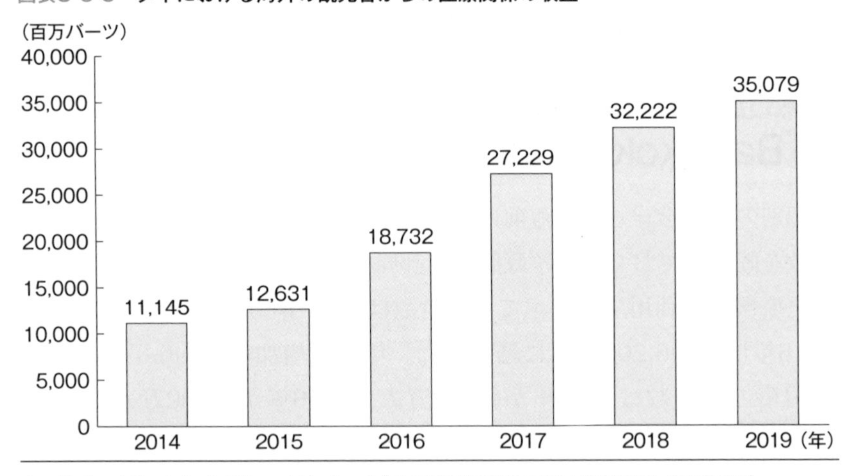

4　National Statistical Office of Thailand『THE 2017 PRIVATE HOSPITAL SURVEY』
5　Ministry of Tourism & Sports（Thailand）『Tourism Statistics』Ministry of Tourism & Sports, Thailand

い人がいないほど有名な私立病院である。タイ駐在の日本人がよく通院しているサミティヴェート病院も、実はBDMSを構成する病院の1つである。BDMSはバンコクを中心に全国で49病院（2020年6月時点）を展開しており、上場もしている。同病院は、タイ政府の医療ツーリズム促進政策の恩恵を受けようと、事業の整備と拡大に力を注いできた。

最近のBDMSの患者構成をみると、タイ国籍の患者数と外国籍の患者数の比率は約87：13となっている（図表3-3-7）。一方、1人の患者の1回当たりの治療費をみると、外国籍の患者の治療費がタイ国籍の患者の約2倍になっている（図表3-3-8）。そして、2019年の平均病院滞在期間は、タイ国籍の患者は2.7日間に対し、外国籍の患者は3.8日間になっている。つまり、外国籍の患者の方が長く病院に滞在し、より多くのお金を使うため、病院にとっては重要な収入源になっている。結果として国籍別の収益の比率は、タイ国籍の患者と外国籍の患者とで約7：3に

図表3-3-6　BDMSが運営するバンコク病院[6]

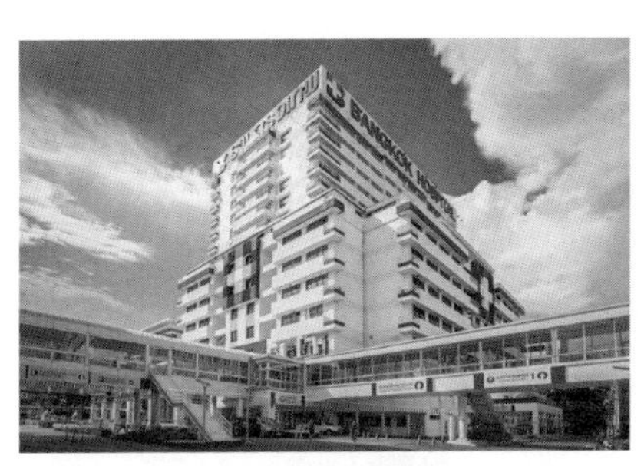

バンコク病院の概観

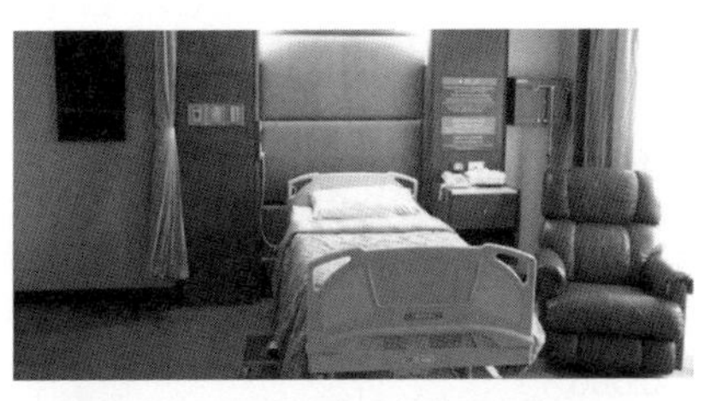

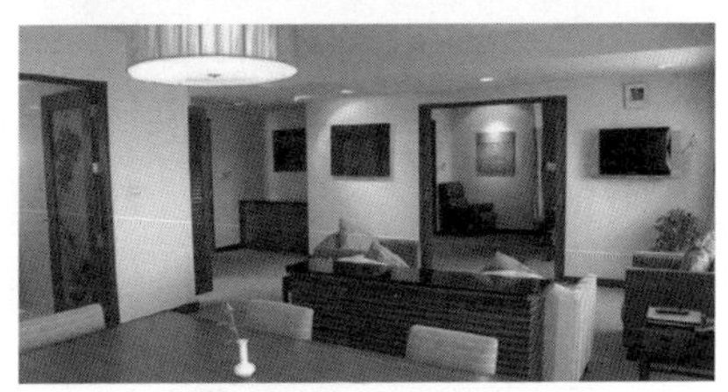
最高級の病室「Superior」
サービス料込の料金は一泊約2.3万バーツ

6　BDMSホームページより、2020年6月時点

なっている（図表3-3-9）。

BDMSが運営している病院は高級だというイメージを持つタイ人は多

図表3-3-7　BDMSの1日当たりの患者数[7]

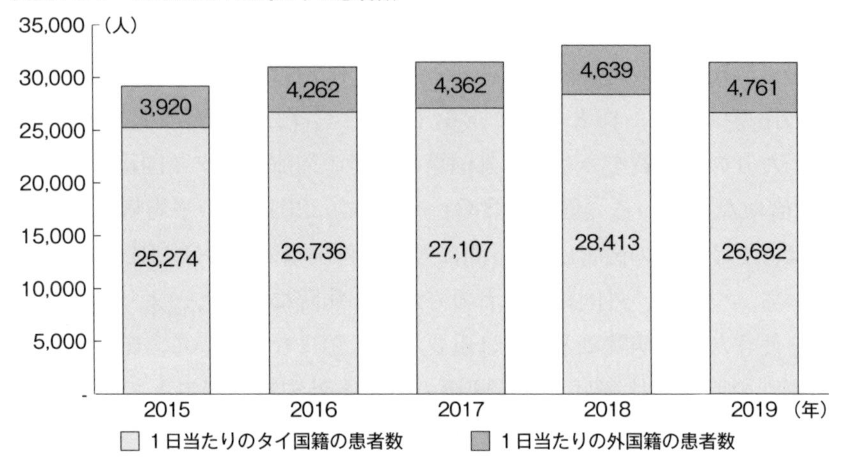

図表3-3-8　BDMSの1人の患者の1回当たりの治療費用[7]

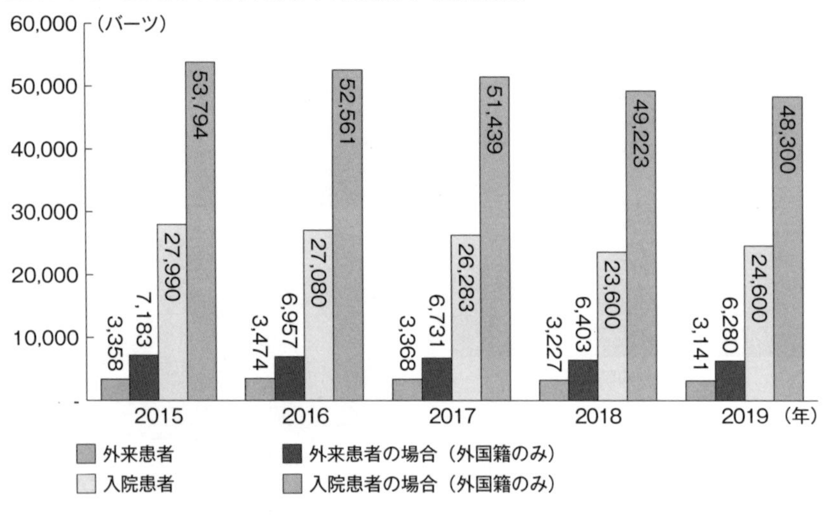

7　BDMS IR『Operational Figure』

い。実は筆者もその1人である。しかし、この数年は顧客ターゲットが異なる私立病院や地方の私立病院を買収し、その顧客層を拡げようとしてきた。また、前述した全国49か所の病院に加え、製薬会社、薬局、研究所など、治療と関連している子会社や関連事業を増やしてきた。カンボジアやミャンマーにも研究所をつくり、病院のビジネスを行うための不動産なども海外で取得している。

タイでの医薬品の価格設定には特にルールや規制がなく、それぞれの病院やドラッグストアが自由に設定することができる。市場のメカニズムに任せて、価格が最適化されている。ただし、国営病院との取引を行う際の基準となる価格は保健省によって決められている。私立病院は薬の価格を保健省に報告する義務があり、患者は私立病院を選択する際に患者自身で薬の価格を比較することができる。そのため、BDMSは製薬会社に投資し、自ら薬を開発したり、系列の薬局で売買したりしている。狙いは収益の複線化であり、病院で利用する自身の薬のコスト削減であ

図表3-3-9　**BDMSの患者の国籍別の収益構成比**[7]

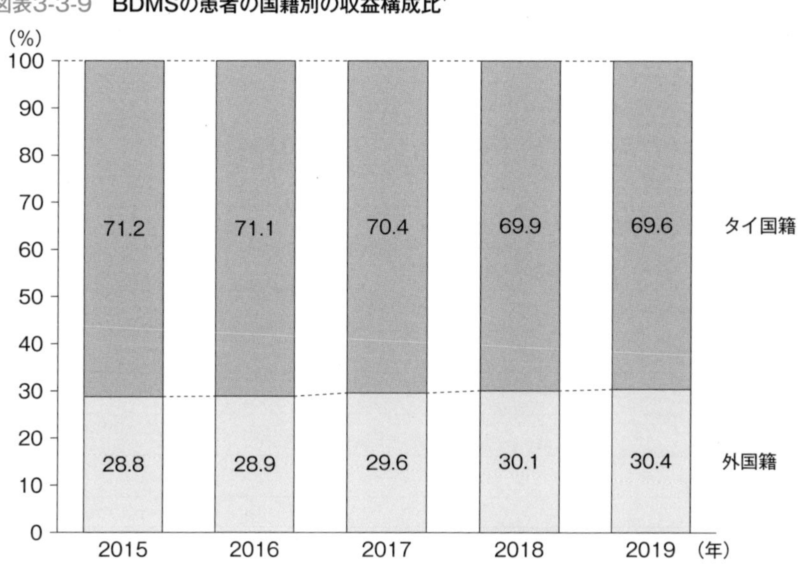

る。

このほか、最近はホテルを買収し、長期治療の患者や高齢者を受け入れ、ウェルネスツーリズムのサービスを中心とした子会社も設立した。

図表3-3-10 BDMSの子会社・関連会社[8]

業種	数
私立病院	49
Bangkok Hospital	25
Samitivej Hospital	6
Phayathai Hospital	5
Paolo Hospital	6
BNH Hospital	1
Royal International Hospital	2
Local Hospital	4
ウェルネスクリニック（予防を目的とした病院）	1
薬・生理食塩水・医療用品の製造会社	3
薬局	1
ヘルスケア関連シェアードサービス会社	4
生体分子研究所（Bio Molecular Lab）	1
IT関連シェアードサービス会社	1
患者後送（Medical Evacuation）の会社（ヘリコプターでの搬送など）	1
食事提供会社	2
カンボジアで病院を運営するための不動産会社	3
ヘルスケアビジネスへ投資するための持ち株会社	4
トレーニング会社	1
健康保険会社	2
経理会社	1
資産管理会社	1
ホテル	1

8 BDMSホームページより、2020年6月

医療ツーリズムやウェルネスツーリズムを促進させる国策の恩恵を受けようとすることはもちろん、これから本格的に高齢化社会を迎えるタイで、増加する需要に応じられるよう、事業を拡大させている。

次のビジネス展開——観光大国ならではのウェルネスツーリズム

本題に入る前に医療ツーリズムとウェルネスツーリズムの違いを確認しておきたい。医療ツーリズムは名前に「医療」が入っているように、病気を治療するための観光である。一方、ウェルネスツーリズムは体調回復や病気予防、健康促進、生活水準の向上などを目的とした観光である。タイでのウェルネスツーリズムは、大きく3つのグループに分けられる。1つ目はスパとタイ古式マッサージ、2つ目は代替医療（Alternative medicine)、3つ目は自然環境におけるウェルネスツーリズムである。

タイは観光大国として世界的に有名である。2016年には海外から約

図表3-3-11　タイを訪問する観光客数と観光客から得た収益[9]

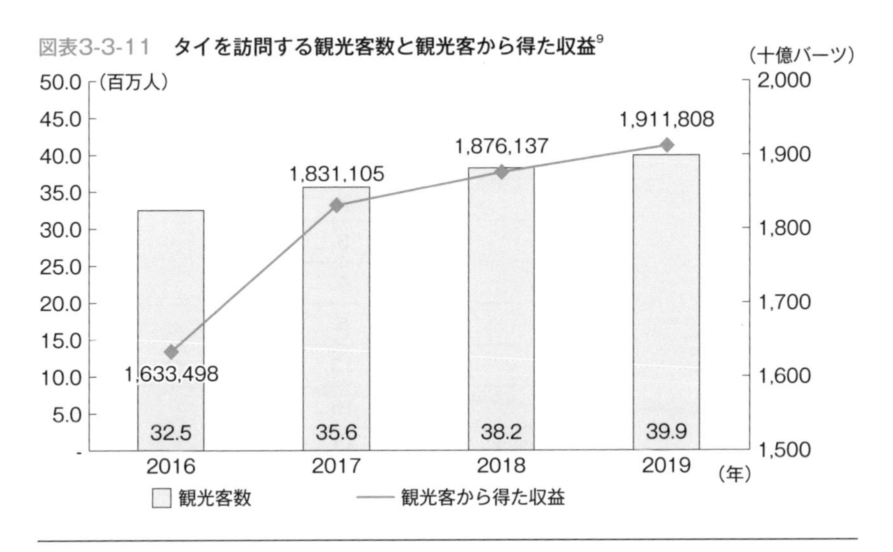

9　Ministry of Tourism & Sports（Thailand）『Tourism Statistics』

3,250万人、2019年には約3,990万人の観光客がタイを訪れた。観光客から得た収益をみても、2016年には約1.6兆バーツであったが、2019年には1.9兆バーツまで増加した。観光業には関連産業が多く、労働面でも、波及効果の面でも、タイ経済の活性化に貢献していることが明らかになっている。

それでは、タイのウェルネスツーリズムは、世界からどのように評価されているのだろうか。Global Wellness Tourismの2017年ウェルネスツーリズム目的地ランキングをみると、タイは13位となっている（図表3-3-12）。東南アジア諸国の中では最上位であり、アジアの中では中国と日本に続く順位である。

続いて一般的な観光と、ウェルネスツーリズムに基づく観光の1人当たりの観光費用を比較してみよう（図表3-3-13）。9か国の平均をみると、国内旅行のウェルネスツーリズムの費用は一般的な観光より約1.7倍高い。インバウンドによるウェルネスツーリズムでは一般的な観光の1.5倍の費用が使われており、その実額も大きい。また、どの国におい

図表3-3-12　**ウェルネスツーリズムの目的地のランキング（2017年）**[10]

	順位
アメリカ合衆国	1
ドイツ	2
中国	3
フランス	4
日本	5
タイ	13
韓国	16
インドネシア	17
マレーシア	18

10 Global Wellness Institute『2018 Global Wellness Tourism Economy』、2018年

ても、ウェルネスツーリズムの費用は一般的な観光よりも高く、付加価値の高い産業であることが理解できる。タイの場合も同様である。

国の政策は、関連しているサービスの水準を高め、より質の高いウェルネスツーリズムを目指すことである。海外の観光客を呼び込むことはもちろん、国内の中高所得層を狙う動きもみられるようになった。

タイのウェルネスツーリズムに特化した施設の面白い点は、より安価で気楽に通える場所が数多く存在していることである。最近では、地元の自然や生活を大切にしながら、ホームステイをコンセプトとした個人経営の小さなゲストハウスや、農業体験などを通じて自然と触れ合うことができる農場カフェなどで、ちょっと贅沢をしたいが、今までのような観光コンセプトには飽きたという中所得層をターゲットとした事業が増加している。高所得層のみならず、中所得層の需要も拡大してきている点にビジネスチャンスがあるのではないかと考えられる。そして、興

図表3-3-13　ランキング上位の目的地の1人当たりの観光費用（2017年）[10]

単位：米ドル

	インバウンド／インターナショナル旅行の平均費用		国内旅行の平均費用	
	ウェルネス観光	一般的な観光	ウェルネス観光	一般的な観光
アメリカ合衆国	3,812	2,689	1,139	716
ドイツ	1,901	1,180	902	536
中国	2,226	1,417	232	146
フランス	1,166	759	889	554
日本	2,192	1,436	488	307
タイ	1,885	1,209	191	120
韓国	2,054	1,307	205	126
インドネシア	1,184	793	251	115
マレーシア	1,109	717	267	102

味深い点がもう1つある。このような施設は独自のウェブサイトを持っているところが少なく、FacebookなどのSNSを利用し、施設の情報を頻繁にアップデートしていることである。SNSを選択する理由としては、老若男女問わず、ほとんどのタイ人はSNSのアカウントを保持していることが挙げられる。SNSで情報を提供しマーケティングを行った方が、より効果を期待できるのではないかという考えを読み取ることができる。

最後に、タイの代表的なウェルネスツーリズムであるスパやタイ古式マッサージについても触れておきたい。タイのどこに行っても、町の中ではスパやマッサージなどの看板がよくみられる。スパやタイ古式マッサージなどはどのような顧客でも対応できるように、サービスの水準に応じて1時間200バーツから数千バーツまでの価格を設定している。その値段の大きなバラツキからも、客層がとても広いことがわかる。タイを訪れる観光客が必ずしも高級なものを求めるわけではなく、タイ人が通っているような場所で、安く本場に近いサービスを提供してくれる場所を求めることも少なくない。このような店でもサービス水準を向上させ、少しでも興味を持ってくれる観光客に安心して利用してもらい、リ

図表3-3-14　Facebookを用いた施設のマーケティング例[11 12]

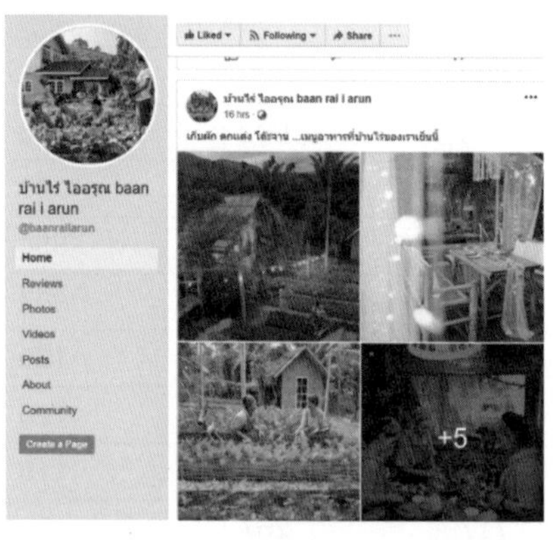

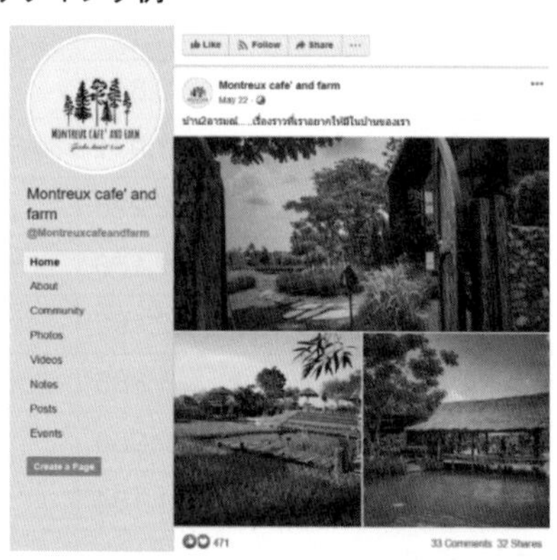

11 https://www.facebook.com/baanraiiarun/
12 https://www.facebook.com/Montreuxcafeandfarm/

図表3-3-15　日本人の間でも有名なWat Poのマッサージ店内の様子[13]

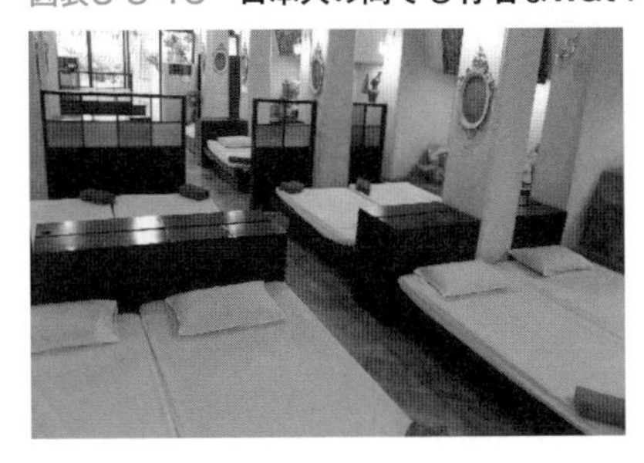
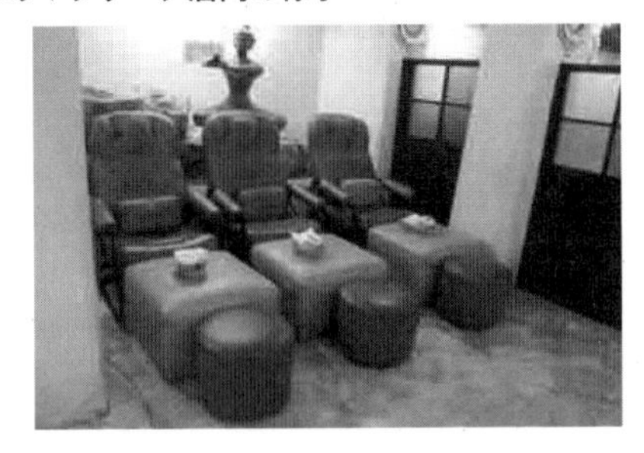

ピーターになってもらうための取り組みが重要である。

本章では、医療ツーリズムとウェルネスツーリズムがタイにおける経済発展の新しいエンジンとして位置付けられ、これらの市場の成長と共に関連事業やビジネスチャンスが増加することをみてきた。多くの私立病院や民間企業が、医療ツーリズムとウェルネスツーリズムの発展に貢献してきた。そして、収益ルートの拡大やコスト削減などを目的とした子会社・関連会社の設立や、ターゲット顧客を明確化した新しいビジネスモデルの構築など、変化し続ける市場の需要にビジネス戦略を適応させ、情報の提供方法やマーケティング方法も顧客のライフスタイルに合わせてきた。今後は格の高いイメージが強いウェルネスツーリズムを保ちつつ、新しい形のウェルネスツーリズムを提供することで、より多くの顧客を獲得することが重要になってくるであろう。

2020年、世界中で起きているCOVID-19の流行は少なからず医療ツーリズムとウェルネスツーリズムに影響を与えている。感染防止のため、自由に国境を越えて移動することが難しくなり、人々はより衛生や健康などを意識しながら生活することを強いられている。医療ツーリズムは今までのように、海外からきてもらい、医療サービスを提供することが

13 Wat Po Traditional medical and Ayuravate association ホームページより

難しくなる可能性がある。そのため、遠隔医療やウェアラブル端末などを通じて、治療を受けることを選択する人が出てくる可能性がある。病院においても、それらの技術を活用できるよう海外の病院との関係を築くことや、独自に診断システムを開発することなどが必要になってくるだろう。一方、ウェルネスツーリズムに関しては、COVID-19の蔓延により、ある意味人々はいったん立ち止まり、自分の健康を守ることの大切さを痛感させられている。海外ではなく、国内旅行などのより身近なウェルネスツーリズムを求める動きが出てくる可能性がある。そのような動きにも対応していかなければならないだろう。

第4部

ヘルスケア事業の開発に向けたケーススタディ

第4部 ヘルスケア事業の開発に向けたケーススタディ

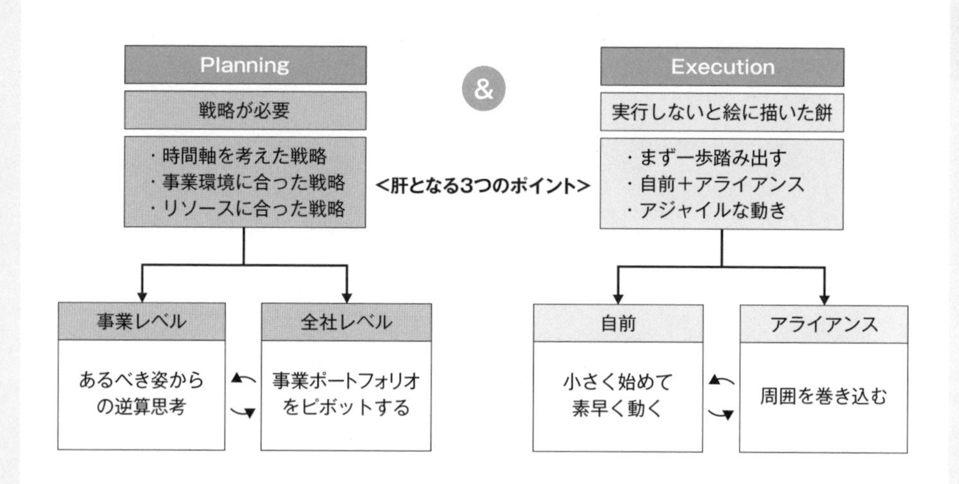

第3部までの考察で、伸びゆくヘルスケア市場、変わりつつあるヘルスケア事業、さらなる伸長と変化と新規プレイヤーの参入が予想される日本および世界のヘルスケア業界について理解できたであろう。ここまで読み進めていただければ、本書の副題である「あらゆる企業がヘルスケア事業者に」なる可能性についても十分にご理解いただけたと思う。

第4部では、異業種への参入に必要な自己革新を行った企業や、実際にヘルスケア事業へ新規参入を果たし成功させた企業を取り上げた。大企業に加え、中堅・中小企業の事例も取り上げた。そのような事例の考察を通じ、読者の皆さんにもぜひ自社とヘルスケア事業との関連性を考えていただき、どのように具体的にヘルスケア事業者へと到ればよいのか向き合ってほしい。

第1章

大企業における事業開発：JT、NTT西日本の事例

異業種企業が新たな業界に参入し新規事業の構築を検討するにあたっては、最適な組織設計についても考える必要がある。

中小・中堅規模の企業であれば、トップダウンでの意思決定や機動的なリソース配分により、新規事業の検討・立ち上げを比較的進めやすい。一方、大企業の場合、組織が大規模化・複雑化することで社内の意思決定に時間が掛かったり、組織・部門間での利益の対立が生じて途中で横やりが入ったり、株式市場対応のために短期的な成果を求められるなどして、新規事業の立ち上げに苦労することが多くみられる。また、事業運営に制約を受けている規制産業においては、その難しさはなおさらである。

そういった規制産業の企業においても、組織設計を柔軟に行うことで、新規事業創出に成功している企業がある。ここでは、日本たばこ産業社（以下、JT社）と西日本電信電話社（以下、NTT西日本社）の取り組みを、組織設計という観点を含めてみていく。

大企業＆規制産業でも新規事業を創出する組織設計

初めに、JT社、NTT西日本社がいずれも規制下にある企業体だということをご説明したい。

かつて三公社と呼ばれた公共企業体3社、すなわち、JR（旧日本国有鉄道)、JT（日本たばこ産業、旧日本専売公社)、NTT（旧日本電電公

社）は、いずれも1980年代後半に民営化された。その際に、JR会社法、JT法、NTT法（いずれも通称）という法律が設立され、民業を圧迫しないように、各社が取り組み得る事業内容に関して厳しく制限が掛けられた。その後、徐々に規制が緩和され、NTTグループの場合であれば、NTTデータ社やNTTドコモ社、NTTコミュニケーションズ社はNTT法による規制から外れて純粋な民間企業となっているが、NTT持株会社、NTT東日本社、NTT西日本社の3社については現在でも規制を受けている。具体的には、政府による株式の所有割合を3分の1以上とする規定や、外国人による株式取得の制限（合計3分の1以下）、持株会社による地域会社の完全所有、最低限の通信・通話サービスを全国一律に提供する義務（ユニバーサルサービス）、地域会社による都道府県をまたぐ県間通信の原則禁止（ただし、届出により許可される）などが定められている。また、役員の異動や事業計画の策定、利益の処分、定款の変更、他事業者との一体的なサービス提供などについては、総務省の認可が必要とされる。同様にJT法においても、JT社が実施できる事業は、たばこの製造・販売・輸入とそれに付随する事業、および会社の目的を達成するために必要な事業に限定されており、それ以外の事業を営む際には、財務大臣の認可を受ける必要がある（JT社の筆頭株主は現在でも、33.35%を保有する財務大臣である）。

そういった事業展開上の法的制限に加えて、NTT東西であれば固定電話の加入数減少（NTT東西加入数は、2005年の5,425万件が、2018年には約3分の1の1,834万件に減少）、JT社であれば喫煙者数減少（男性の喫煙率はここ30年で55%から29%にほぼ半減）という逆境にもさらされている（図表4-1-1、図表4-1-2）。

次節から、JT社とNTT西日本社という超巨大企業が、JT法・NTT法という規制下において、どのようにして新規事業の立ち上げを成功させたかをご紹介する。

図表4-1-1　**固定電話の加入数推移**[1]

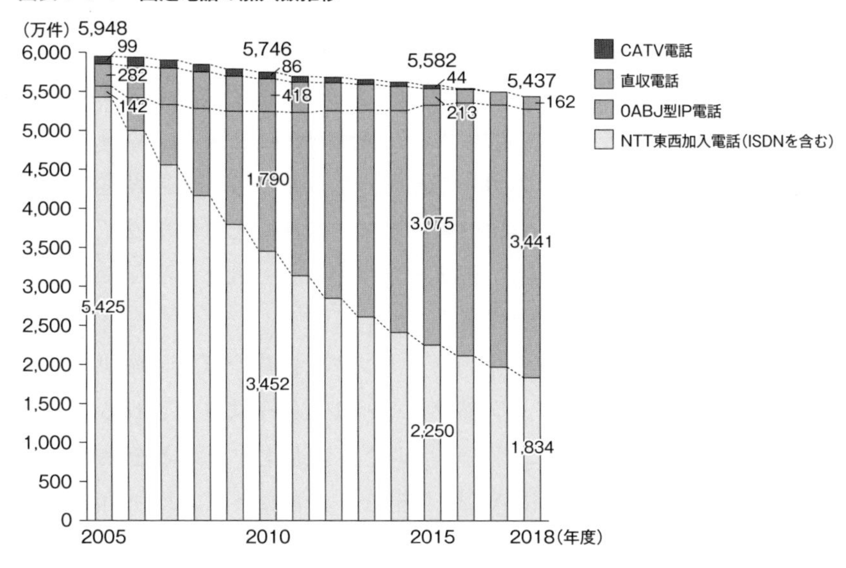

図表4-1-2　**喫煙習慣者の年次推移（男女別）**[2]

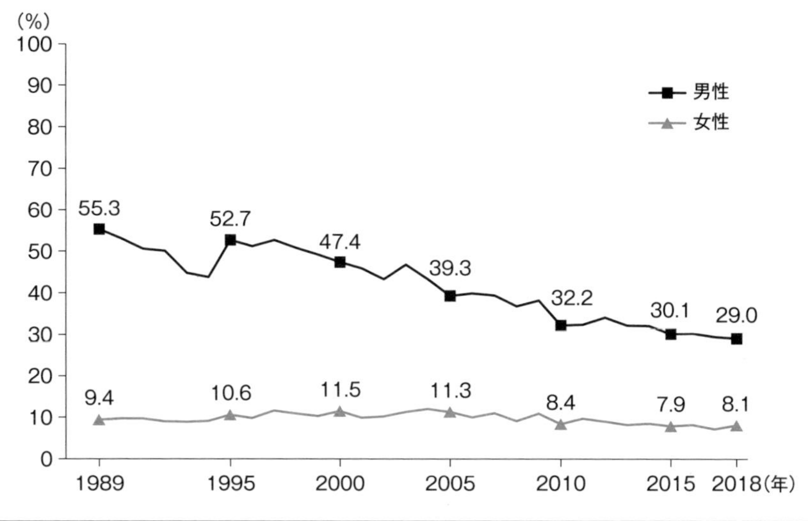

1　総務省『令和元年版　情報通信白書』、2019年
2　厚生労働省『国民健康・栄養調査』

JTの自己革新

まず、JT社について、これまでの事業の変遷を大まかに振り返る。現在、JT社はたばこ事業以外に医薬・食品事業を手掛けているが、1985年の民営化直後には、新規事業の積極的展開を図るため事業開発本部を設立し、1990年までの間に医薬・食品等の事業部を設置している。1998年に鳥居薬品社、1999年に旭フーズ社など（旭化成工業社の食品事業）、2008年に加ト吉（現テーブルマーク）社と、次々に買収を実現し、両事業の強化を図ってきた。

本業のたばこ事業は、民営化のタイミングで国内たばこ市場が海外メーカーに開放されたことで、突然グローバルな競争にさらされることとなり、JT社は成長のためにグローバル企業に進化することを余儀なくされ、クロスボーダーのM&Aに取り組むこととなった。1999年にRJR Nabisco社から米国外のたばこ事業を買収（約9,400億円）、2007年には英国Gallaher社を買収（約2兆2,500億円）している（この巨額のM&Aの経緯や舞台裏は、前副社長・新貝康司氏の著書『「JTのM&A」日本企業が世界企業に飛躍する教科書』〔日経BP刊〕に詳しいので、ご興味ある読者は参考にされたい）。

現在では日本企業有数のグローバル企業・M&A巧者として知られるJT社だが、超ドメスティックな会社であった同社がここまで変革できた理由は何だろうか（海外たばこ事業の構成比は2005年：売上17.0％／利益16.2％、2019年：売上61.5％／利益66.0％、図表4-1-3）。

専売公社時代に積み上げた資金力・財務基盤、幅広い顧客ニーズに対応した商品力・ブランド力、優秀かつ多様な人材など、様々な要因が挙げられると思うが、1つに絞れと言われるならば、1968（昭和43）年に策定された長期経営計画、通称「43長計」に起源があると考える。1968年というと民営化される20年近く前だが、貿易の自由化や資本の自由化が進行し、国際化がようやく議論し始められるようになってきた頃であり、JT社（当時はまだ専売公社）においては、専売制・公社制といった守られた環境の中にいるという感覚を持つ社員も多かった。そのような環境下で策定された43長計のキャッチフレーズは「消費者不在から消費者中心へ」と「現状肯定から創造的革新へ」であり、具体的には「国内需要は1998年に減少に転じる」「自分たちの将来を考えると国際化しかない」「国内だけに留まっていれば、自分たちの市場はいずれ浸食されるだけ」「そのためには自らが変わるしかない」といった内容が書かれている。つまり、衰退・滅亡に対する強烈な危機感と、そこから生まれる自己否定、加えて、環境や制度に依存せず経営責任を自己に置き、自ら主体的に変革していくことへのギアチェンジが見て取れる。20年、30年先を見据えて、将来どうなるのか、そのとき自社はどうなっているのか、そのために今何をすべきか――そういった視点の必要性を、JT社の事例から学ぶことができる。この43長計の検討・策定に参画し、取りまとめを担当したうちの1人が、2000〜2006年に4代目の社

図表4-1-3　JT社の海外たばこ事業の構成比推移[3 4]

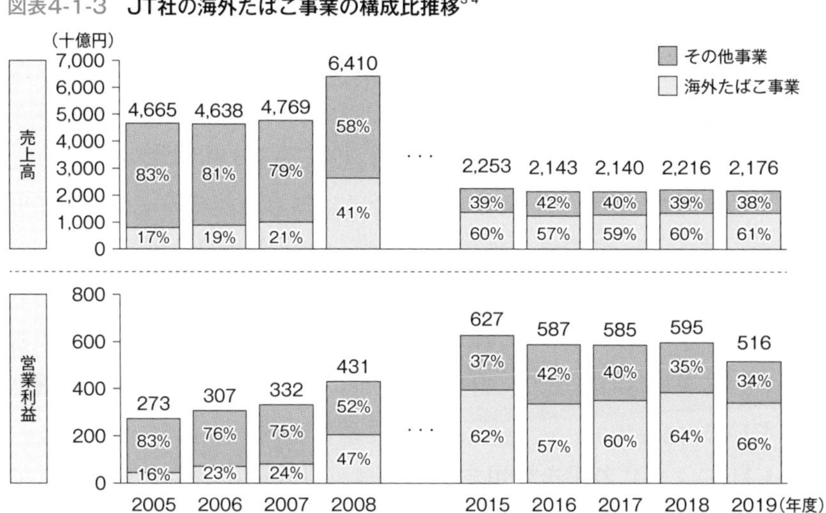

3　日本たばこ産業株式会社 IR資料
4　2015年以降はIFRS会計基準。

長（初の内部昇格）に就任した本田勝彦元社長であることも興味深い。長年、たばこ事業を管掌してきた岩井睦雄現副会長（本稿執筆時点）は「40年以上前の意思決定だが、今取り組んでいることのうち、たばこ事業に関しては、ほとんど43長計に書いてある。43長計は、その後のJTを形づくるDNAのようなもの」と語っており、また先に紹介した新貝前副社長は、「事業の足元を見る時は10年先の未来を考え、会社全体を考える時は30年先の未来を見据えている」と語っている。43長計とその根底に流れる思想が、JT社内に綿々と受け継がれていることがうかがえる。

そうした考えを具現化した組織がJT社内に先頃発足した。30人ほどの精鋭からなる「D-LAB」である（余談だが、D-LABのDはDelightのDであり、DigitalのDではない。JTは以前、「あ、ディライト」や「MEET YOUR DELIGHT」、「The Delight Factory」というコーポレートスローガンを掲げており、Delightには“期待を超える驚き、歓び”といった意味を込めている。コーポレートスローガンが「ひとのときを、想う。JT」に変わった今でも、JT社内では重視されているキーワードである）。D-LABのミッションは、たばことは無関係で、過去の延長線上にはないまったく新しい事業の開拓である。発想の起点は「世の中に何を存在させたいか」ということであり、まさにJT社の次の30年後をつくり上げるための足掛かりとも言える。そのため、既存の枠組みや価値観に捉われないメンバーで構成されており、半分が外部出身、30歳前後が一番多く、大手メーカーや証券会社、芸大出身者など幅広い経験を持つメンバーが集まっている。また彼らは、どこに行く・誰に会う・何をする——すべてを任されており、自分自身で問いを設定しネタを探しに飛び回っている。

D-LABのように若手を登用する文化は、JT社内に古くから存在している。例えば、2002年に策定された2003〜2005年の3ヶ年中期経営計画（通称PLAN-V）は、JT社の持続的な発展のための具体的な計画が盛り込まれたものであったが、当時の本田勝彦社長をトップに、事務局長に小泉光臣氏（後の6代目社長）を据え、各部門から30代～40代の社員十数名が集められた。部門の利益代表にならず全社視点で考えられ、それでいてそれぞれの部門に影響力がある人を、役職に関係なく小泉元社長が人選している。また2013年には、当時37歳という異例の若さで筒井岳彦氏が経営企画部長に就任している。筒井氏は、前述のギャラハー社買収の検討メンバーに最若手として参画しており、買収のエグゼキューションと統合後のマネジメントに関与した経験を持つ。官僚的で硬直的な人事制度と思われがちなJT社であるが、このように優秀な人材に対しては会社の根幹に関わる重要な仕事・機会を提供している点も、JT社の強さの一因であると考える。

さて、自己変革という観点では、DX（デジタルトランスフォーメーション）への取り組みも近年加速させている。従来の葉たばこに代わって加熱式たばこ（JTが販売するPloom Techなど）が台頭する中で、製品開発・販売・マーケティングなどあらゆる活動の見直しを迫られている。例えば、加熱式たばこに使うカプセル（たばこの葉が含まれている）自体はECでの販売に制約があるが、電気製品であるデバイスや、デバイスを収納するケースなどのアクセサリーはECが主要な販売チャネルの1つであり、EC販売を通じて消費者と直接接点を持つことで、マーケティングプロセスのアップデートが可能になる。また、たばこがデバイス化・ガジェット化していく中で、デジタルテクノロジーを活用することによって、喫煙者一人ひとりの嗜好性や心理状態などに応じたプロダクトやサービスを柔軟に提供できるようになる可能性がある。そういった意味でDXの重要性は日に日に増しているが、デジタル領域はこれまでJT社が手掛けてこなかったことであり、デジタル人材の育成が急務となっている。これに対しては、デジタル領域に専門に取り組む関連会社の設立や、社員の外部企業への出向などを行い、JT社本体では時間が掛かる、もしくは実現が困難なことに取り組みながら、人材育成に取り組んでいる。実際に、ある関連会社においては、たばことは関係のない領域で、デジタル技術を活用した10以上の新規事業をリーンに立ち上げ、JT社からの出向社員が各事業の責任者を担うことで、JT社本体に在籍しているだけでは得難い経験を日々積んでいる。

また、こうしたデジタル領域では、年齢や肩書といった従来の基準にしばられない適材適所の登用を行っている。例えば、ある20代の社員は、JT社に入社直後から3年間、関連会社に出向し、そこでアプリビジネスの立ち上げに関わり、システム開発からデザイン、カスタマーサポート、PR、法務といった一連の業務に携わる経験をしている。JT社に戻った後はたばこ事業本部のマーケティング企画担当として、DX関連の社内コンサル的な役割を担い、マーケティング機能の内製化やデジタルテクノロジー活用のプロジェクトなどを推進している。入社3年目で43長計の検討・策定に関わった本田元社長のように、若くしてこういった経験を積んだ人材が、20年後、30年後のJT社の中核を担い、さらにその先の未来を描いているのかもしれない。

NTT西日本の自己革新

もう1つの例、NTTグループに目を向けよう。NTTグループにおける自己革新は、NTT西日本社の取り組みが参考になる。

NTT西日本社は、先に示した固定電話加入数の減少やモバイルデバイスの登場などの社会変革を背景として、2001年3月期に2.6兆円あった営業収益が、2019年3月期には1.4兆円に大きく減少している（図表4-1-4）。途中、2011年3月期にはフレッツ光の加入者が増加した局面もあったが、モバイルシフトの潮流を鑑みるとダウントレンドは避けられないとの見立てから、当時の大竹伸一社長は「未来はバラ色かというと決してそうではなく、むしろ今後の経営に危機感を持っている」と述べており、将来的に事業が縮小することが不可避なことを認識した上での危機意識が社内に醸成されていった。

そうした危機感のもと、グループ企業を含めると約6万人の従業員を抱える巨大企業においてどのように新規事業創出に取り組んできたのか。NTT西日本社の基幹事業は今でも通信事業（音声・データ）ではあるが、近年、新たな事業がいくつも立ち上がっている。例えば、EV（電気自動車）の余剰電力をオフィスビルに供給しオフィスビルでのエネルギーコスト・CO_2を削減する事業がある。日産自動車社が所有するモビリティデータとNTT西日本社のグループ会社であるNTTスマイルエナジー社の持つデータを組み合わせ、どの時間帯でEVに充電し、どの時間帯でビルに放電させるかをクラウド上でAIによって制御することによって、ビルの電力使用量の最適化を可能にし、「再生可能エネルギーの地産地消」の実現を目指している。また、ライブなどのエンターテインメントコンテンツを360度VRで表現することでスマートフォンを通じて臨場感あふれる体験を実現できる事業「REALIVE360」も近年立ち上がった事業である。マルチアングルを採用することでスマホの傾きや回転に

図表4-1-4　**NTT西日本社の営業収益推移**[5]

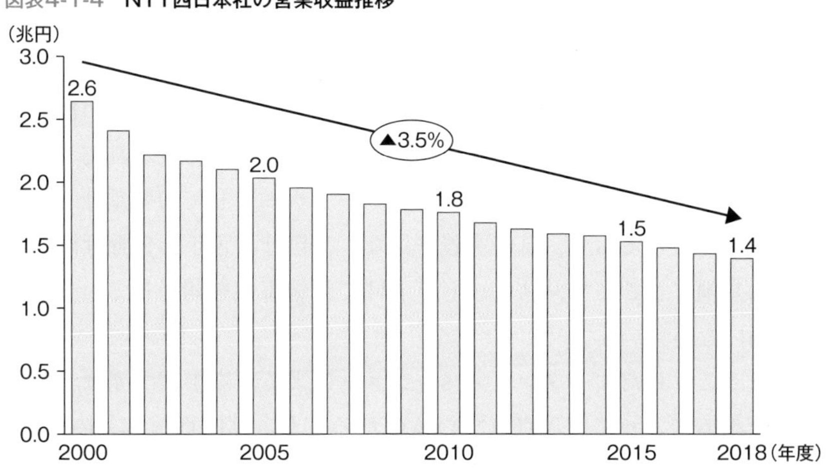

5　西日本電信電話株式会社 IR資料

よってコンテンツの見え方が変わったり、それに伴い音の聞こえ方が変わる立体音響が活用されていたり、臨場感を高めるための先進的な技術が詰まっている。この事業は、年齢や障がいのためにイベント会場に足を運べない人や、エンターテインメント系のイベント開催数が少ない地方に住んでいる人に対して、等しくエンタメ体験を提供できる可能性を秘めている。

取り上げた2つの新規事業の共通点としては、NTT西日本社やNTTグループが持つ高度なICT技術が活用されていること、地域の課題解決につながっていること（NTT西日本社は西日本をカバーする地域会社としての顔を持つ）、そして事業化に向けて社内だけでなく社外・外部との連携を活用していることが挙げられる。1つ目のEVを活用した事業においては、前述したように日産自動車社とNTTスマイルエナジー社との協業により事業化を実現している。NTTスマイルエナジー社自体も、NTT西日本社とオムロン社との合弁で設立された会社である。2つ目のREALIVE360においては、VRコンテンツの制作においてアルファコード社というベンチャーと資本業務提携を締結して推進している。アルファコード社との出会いはユニークであり、ビルボードが「エンタテインメント体験の拡張」をテーマに主催したハッカソンに、NTT西日本社・アルファコード社ともに技術提供企業として参画しており、高い技術力とチャレンジングスピリットを持つアルファコード社に惹かれたことがきっかけであった。また、コンテンツパートナーとして博報堂社とSDP社とも提携をしており、自前主義ではなく、自社が苦手な分野は得意な企業と共創することで、スピードを上げて新規事業を開発していくという風潮になっている。

では、こうしたオープンイノベーションによる新規事業開発は、どのような組織によって実現されているのだろうか。NTT西日本社内には、継続的な新規事業の開発を使命としたビジネスデザイン部という部署が2015年に組成された。前述した2つの新規事業は、共にビジネスデザイン部から生まれている。ビジネスデザイン部には、社内のリソースだけでなく、外部の視点を積極的に取り入れていこうという姿勢がある。その根底にはベンチャー企業やスタートアップ企業が破壊的なアイデアやテクノロジーによりスピーディーに新しい市場を創造していくことと、それに対してNTT西日本社が持つリソースやアセットを活かすことで、共に新たな事業を創出し市場を牽引する時代へと変わっているという考えがある。外部との連携を特に推進しているのが、ビジネスデザイン部の中にあるオープンイノベーション室という組織である。規模は10人程度ではあるが、各メンバーは活動領域の垣根を持たず、社会課題や今後世の中に何が求められるかという切り口で、新たなマーケットの創出にチャレンジしている。メンバーの日々の活動は「社内2割・社外8割」を目指しており、外に出て普段会わない人と会ったり、外部のスペシャリストと連携したりすることで、「0→1」のフェーズのスピード・確度を高めている。

自己革新に向けた着眼点

改めて、JT社とNTT西日本社の両社における自己変革の取り組みの共通点を整理すると、①将来に対する強烈な危機感、②既存にとらわれない未来起点での発想、③自社の強みと外部の知見・専門性との掛け合わせ、④それによるスピーディーな自己変革の実現、と考える。②③については、それらを実現させるための仕掛け・仕組みも必要になってくる。具体的には、過去にレガシー的な経験をしておらず、フレッシュな視点・思考を持ち、昨今のトレンドに対して高いアンテナを持つ若手を積極的に登用し、新規事業にあたらせることも1つである。若手が新規事業に取り組むもう1つのメリットは、その先長い期間、会社に所属する可能性が高いため、より自分事として捉え本気で取り組む傾向が高いことも挙げられる。ほかには、予期しなかった出会いや思いがけないアイデアを、意図的に創出する仕掛けづくり、いわば偶発を必然にすることが必要となる。具体的には、ハッカソンのようなイベントや、提携検討を前提としたベンチャーやスタートアップとの交流、クイックなプロトタイピングとマーケットへの投入・フィードバックといった活動を、定常的に行っていくことが考えられる。

読者の中には、こういった取り組みはJT社とNTT西日本社のような超大企業だからできるのだと考える人もいるかもしれないが、1つひとつの検討・取り組みは、社員1人ひとりが推進しており、それが時間と共に蓄積されることで大きなうねりとなっていることを忘れてはいけない。規制があるから、大企業で様々なしがらみがあるから、といった言い訳をせず、自ら主体的に変化を起こしていくことが重要ではないだろうか。

最後に、自己変革において“変革してはいけないこと”を申し上げて本章の結びにしたい。それは、自社の存在意義・ミッション、言い換えると矜持と言えるものである。JT社であれば“Delight”で表されるものであり、NTT西日本社であれば“地域の課題解決”であろう。皆様の会社においても、自己変革の検討・推進と合わせて、ぜひ改めて考えていただきたい。

第2章

中堅・中小企業における ヘルスケア事業開発：福井経編興業の事例

近年、異業種の中堅企業が医療・ヘルスケアの領域に参入する例がみられる。例えば、大阪府東大阪市にある木田バルブ・ボール社は、ボールの回転によって物質の流路を制御するボールバルブと呼ばれるバルブに組み込まれているボール（球体）を生産している会社である。同社はこの球体製造のノウハウを基に人工関節同士がこすれあう部分に使われる球体の製造を行っている[1]。また、福岡県鞍手郡にある藤井精工社は半導体金型・電気電子パーツ金型・モーターコア金型・スタンピング金型などの製造に特化した会社であるが、緑内障手術に使う医療器具部品を生産している。医療分野を主力事業に育てるために約3億5,000万円を投資して専用の新工場も建設した[2]。医療現場のニーズから生まれた「アルケリス」というウェアラブルチェアは「身につけて、歩ける椅子。」と銘打って販売されているが、これは立ち姿勢の身体を支えることによって、長時間の立ち作業による腰や脚など身体への負担を大幅に軽減するものである。このアルケリスの生産は神奈川県横浜市にあるニットー社というプレス金型の事業を手掛ける会社のグループ会社が行っている[3]。インテークマニホールドなど自動車部品を生産する広島県安芸郡にある

1　日経産業新聞『木田バルブ・ボール、球状バルブ弁製造―真ん丸さ、人工関節も育む、「つぶれない町工場」へ一歩（ミドル企業きらり）』、2020年7月21日

2　西日本新聞『金型の技 医療へ進出 誤差0.001ミリの「超精密」強みの藤井精工』、2020年7月31日

3　アルケリス株式会社ホームページ

ハマダ社は、球面加工技術を生かした人工関節用の部品や腹腔鏡手術で使われるクリップアプライヤ（クリップ鉗子）の開発・製造を行っている[4]。その他、日本全国で医療関連事業を行っている中堅・中小企業は多数あるが、ここに挙げた企業の例だけをみても、様々な業種の企業が医療分野に参入していることがわかる。

医療分野は一般的に異業種の企業が手掛ける事業としては難しいイメージがある。それは「業界が特殊である」「専門知識が必要」「事業化までに時間が掛かる」「制度や規制の対応が容易ではない」など、事業に関するリスクが高いと感じられていることが原因と思われる。しかし前述したように、異業種から医療分野に参入して成功を収めている企業が存在することも事実であり、また今後の成長市場であり付加価値も高いので、医療分野に参入したいと考えている企業も多く存在する。

本章では異業種から医療分野に参入した企業の事例を紐解くことで、中堅・中小企業が医療分野に参入する際に何が必要なのか、その要因を検討することにする。事例として取り上げる企業はアパレル生地製造を本業とし、医療分野に参入した福井経編興業株式会社である。

既存事業の事業環境と同社の立ち位置

福井経編興業株式会社（以下、福井経編社）は1944年、メリヤス製造会社として設立された福井県福井市に本社を置く経編生地製造会社である。同社の売上は約40億円、福井県の繊維産業を代表する企業である。経編に関しては日本全国の編み機が1,000台ある中で関連会社も含めて同社が約100台を保有するなど、日本でトップクラスのシェアを持っている。

衣類に使われる生地は織物と編物に分類される。織物は経糸と緯糸が

4　日本経済新聞『ものづくりの技、医療分野に参入　中国5県の企業』、2020年3月10日

交差した状態のものであり直線的に糸が織られているのでそれほど伸縮性はない。他方、編物は1本の糸から編み目をつくりながらループをつなぎ合わせてつくられる生地である。そのため織物と異なり伸縮性がありニットなどに使われる。

編物はループを横に形成するか縦に形成するかによって、大きく緯編と経編に分類される。一般的には緯編は経編よりも相対的に伸縮性がある一方、経編は緯編と比較して編地が安定すると言われている。福井経編社は社名にある通り経編技術を用いて生地を生産し、それは婦人・紳士外衣、カーシート、水着、裏地、スポーツ外衣などに使われている。

このように福井経編社の本業は衣類向けの生地製造であるが、長年にわたって本業で培った経編技術を基に2010年に人工血管の開発を開始、さらには心臓手術に使用される心臓修復パッチの開発に成功し、2022年の薬事申請を目指している。

生地製造会社である福井経編社がどのようにして医療分野を手掛けることになり、事業化を推進してきたのか、そのプロセスをみていこう[5]。

図表4-2-1　**福井経編社 社屋**

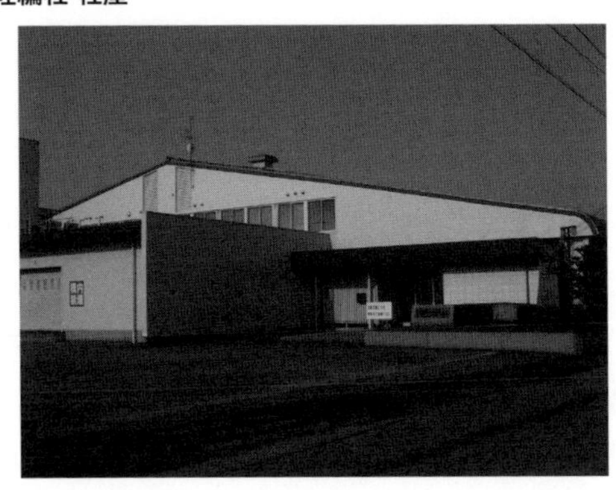

5　これ以降の記述内容は特記のない限り2020年7月13日福井経編興業株式会社・髙木社長インタビューによるものである。

▶生地製造会社を取り巻く環境

生地製造会社は、原糸メーカーより糸を調達して生地に編み上げていく委託加工が主軸となる。この委託加工の国内市場は、日本の少子化・人口減少、および中国などアジア諸国の成長と共に中国・東南アジア諸国へ生産拠点の移転が進んだことから、右肩下がりの状況に陥っている。例えば、福井県の県内繊維産業の出荷額は1990年代初頭の4,995億円をピークに2010年には2,306億円と半減している[6]。その後も国内市場の減少は続いており、国内の経編機は2000年には約2,000台があったものの2020年には半分の約1,000台にまで減少している。

福井経編社はアパレルの国内生産量だけでは事業を拡大することは難しいと考え、何か独自の技術を保有し、海外のアパレル各社とも取引ができるようになる必要性を感じていた。福井経編社は1990年頃から委託加工だけではなく自社で衣料品などの企画販売を行うようになり、1995年にはアパレル事業部を独立させてエフティアパレル社を設立、さらに2005年には上海で単独の展示会を開くなど、より付加価値の高い事業へと展開を進めていた。

▶天然繊維の経編技術の開発

経編の材料としてナイロンやポリエステルなど化学繊維が主力になる中、福井経編社の髙木義秀氏（現代表取締役社長）は「天然素材を海外に売っていく」という成長戦略を打ち出す。これは経編用の機械としてドイツのKARL MAYER社製がほぼ独占しており、あえて難易度の高い天然素材にチャレンジすることによって差別化を実現するためであった。

また、その戦略の背景には、髙木氏が世界最高峰のファッション素材見本市である「Première Vision Paris」に出展することを検討してい

6 https://www.projectdesign.jp/201605/pn-fukui/002872.php

たことも影響している。2000年代に同見本市に出展している日本企業は30社ほどあったが、その半分は上場企業であった。髙木氏は「どのようにしたら、この世界最高峰の展示会で福井経編の技術のインパクトを残せるか」を考え、やはり誰もができないことをやらなければとの思いを強くする。そこで、どの会社も手掛けていない天然素材であるシルクによる経編技術の開発に乗り出すことにしたのである。

天然繊維は化学繊維と比較して相対的に伸縮性に欠ける。つまり天然繊維を高い張力が掛かる編み機に使用すると切れてしまうので、天然繊維は織機には使用できても、経編に活用することは業界内では疑問視されていた。しかし、素材に特殊な加工を施すこと、また天然繊維の取り扱いに知見を持つ地場企業の協力を得て、天然繊維による経編技術の開発に成功した。

そして2010年、福井経編社は「Première Vision Paris」に出展する。通常は切れやすいと思われていた天然素材を編み込む技術に関して「あそこは面白いものをつくっている」と海外アパレルメーカーからも注目を浴びることになり、トップブランドのジャケットにも福井経編社の生地が採用された。

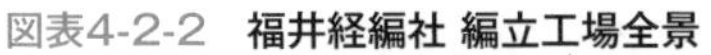
図表4-2-2　**福井経編社 編立工場全景**

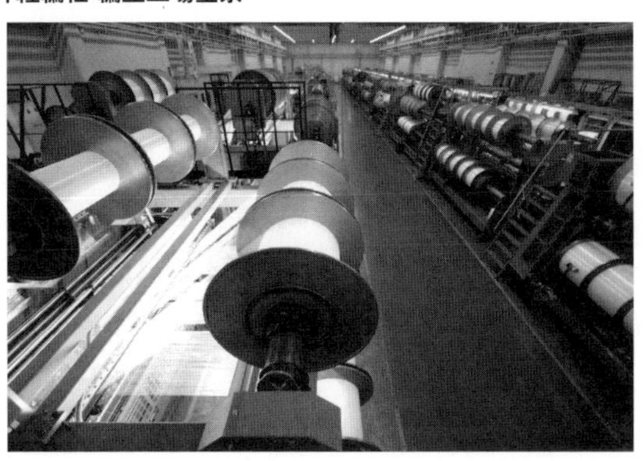

ヘルスケア事業参入までの経緯

東京農工大学の朝倉哲郎教授から福井経編社に連絡が入ったのは、福井経編社が天然繊維を編み込む技術の開発を進めている2010年であった。朝倉教授は最先端の構造解析手法を用いて絹の構造解析を行っており、再生医療に適した機能を持つ絹の分子を設計し再生医療材料の開発を行っていた[7]。その中の1つのテーマとして人工血管の開発、それも直径6ミリ以下の小口径の人工血管の開発を進めていた。従来の人工血管はポリエステルやフッ素樹脂などの化学繊維でつくられており、化学繊維でつくられた人工血管では、口径が小さくなればなるほど血液凝固などの影響により血管の内側に血栓ができやすいという問題があった。そこで医療分野では血栓ができにくい新たな人工血管素材の開発が求められていたが、朝倉教授は血栓が発生しにくい小口径の人工血管素材として天然繊維であるシルクに着目していた。

朝倉教授は人工血管を生産できると思われる企業をリストアップし、電話で連絡を取っていた。しかし、どの会社からも色よい返事がもらえない中、朝倉教授は福井経編社に連絡を入れた。髙木氏は朝倉教授の話を聞く中で「シルク素材でできるのではないか」と直感した。これは福井経編社が経編に天然繊維を使用する技術を確立していたからである。実際、福井経編社はわずか2週間で小口径の人工血管の試作品を作成し、朝倉教授を驚かせる。

人工血管はこれまで手掛けたことのない医療分野の製品であり、リスクのある製品とも考えられたので、髙木氏の周りにいる経営者や先輩からは「中小企業ではできないのではないか」とも言われた。しかし、アパレル事業の先行きに不安を感じていた髙木氏は、商品化が先になったとしても付加価値の高い製品領域に進出するべきと判断し、朝倉教授と

7　東京農工大学 工学部 生命工学科 朝倉研究室ホームページ

の共同研究プロジェクトとして人工血管の開発を決意する。

人工血管の開発においてシルクに特殊なコーティングを施すなど様々な工夫を重ねた結果、ラットや犬への移植では、移植後2年以上を経過しても開存しているという結果が得られた。さらに、シルクの大部分が血管の主成分であるコラーゲンと置き換わり、自らの組織として再生する現象も確認された。そして直径1ミリまでの人工血管の量産化技術の開発に成功し特許も取得するなど、技術面で相当のノウハウを積み上げることになった[8]。

しかし、ビジネスという観点では想定とは少々違ったようである。企業の論理は「製品を売ってなんぼ」、一方研究者、特に医療界の論理は、きちんと段階を踏んで物事を進めていくことを重視する。つまり商売に関する優先順位が企業と研究者では異なっている。髙木氏は、「開発を始めてから2年、3年が経過して商売になるのか？」と感じている。そしてこの人工血管は2020年現在でも、開発を続けている状況である。ただし、この人工血管の開発を手掛けたことが心臓修復パッチの事業化につながることになるのである。

▶心臓修復パッチに携わるきっかけ

大阪医科大学の根本慎太郎教授は小児の心臓手術を行う医師であり、心臓手術において修復パッチを使っていた。小児の場合、成長と共に心臓も大きくなる。しかし、心臓修復パッチの大きさは変わらないので、パッチの移植部に狭窄が発生する場合がある。したがって小児の場合は成長と共に再手術が必要となることもある。再手術は患者に対して身体的負担ならびに経済的負担を伴う。心臓修復パッチは、主としてePTFE（ポリ四フッ化エチレン）や、ウシやウマなど生体由来のものを原材料

8　F-ACT Vol.005『拡大する医療機器市場～障壁を乗り越え商機をつかめ　(4) 福井の繊維技術が人工血管の最先端をゆく／福井経編興業株式会社』、公益財団法人ふくい産業支援センター、2014年2月21日

としている。これらを原材料とする心臓修復パッチは敗血症や多臓器不全などの感染症を引き起こすリスクがある上に、基本的に伸張性はない。また、心臓修復パッチのほとんどが輸入品であり、製造国の規制や制度変更などにより製造中止になるリスクがあるなど、製品供給の安定性についても問題があった[9]。

根本教授は、小児の負担、患者家族の負担を軽減するために、感染の危険性が低く、体内に埋め込んだ後に心臓の成長に合わせて伸長し、かつ埋め込まれたパッチが徐々に生体に吸収・置換され自己組織が再生される素材でつくられた心臓修復パッチの必要性を強く認識していた。そのような折、テレビ番組に朝倉教授が出演し、その中で福井経編社が数十秒間取り上げられた。そこでは天然素材でかつ体内の組織に吸収される素材に触れられていた。この番組を観た根本教授は、福井経編社に連絡を入れ、相談を持ち掛けた。髙木氏はすぐに大阪医科大学病院を訪問し、「自分たちでもつくることができるのではないか」と感じた。そこで、自費で製品を購入し分析してみたところ、基本的な技術の部分においては自社の技術で十分つくることができると判断した。また、根本教授が想定している心臓修復パッチは伸長することを必要とするものであったが、これは布をメッシュ状に広げるというアパレルの技術を転用することで解決できるのではと思われた。

技術的な分析に加えて市場の分析を行ってみると、小児の心臓における手術件数は、国内で年間1万件ほどあり、日本国内だけに留まらず、世界まですそ野を広げることで、大きな事業展開ができるという結論に至る。ビジネスチャンスおよび技術的な課題に関してクリアできるのではないかという読みのもと、福井経編社は心臓修復パッチの事業化にチャレンジすることになった。

---

9 『平成28年度医工連携事業化推進事業 成果報告書「自己組織に置換され、伸長する心臓修復パッチの開発」』、学校法人大阪医科薬科大学、2017年

▶ 心臓修復パッチの事業化の推進[10]

心臓修復パッチの開発に際しては、研究機関としての大阪医科大学および医療機関として大阪医科大学病院に加えて、製販企業として帝人グループ（帝人株式会社および帝人ファーマ株式会社）も参加して共同で進めることにした。大阪医科大学は基礎研究・技術シーズの提供・動物移植実験による評価などを行い、大阪医科大学病院はニーズの提供・臨床エビデンスの構築・臨床研究の実施・開発パッチの導入普及を行う。帝人グループは製品化および事業化・知財の取りまとめ・薬事申請・品質保証体制の構築・販売体制の構築がその役割である。福井経編社はパッチ製造における経編技術の提供・パッチ部品の供給・生産プロセスの確立を行う。事業化に際して専門知識やノウハウ・経験が求められる薬事申請や、製品の販売に際しては医療機器製造販売業の許可が必要であり、そのような制度的対応も含めた製品の販売に関する領域は帝人グループが行うことになった。

福井経編社は、開発品の初期技術課題を明確化しその解決策を検討、新たに購入した編機によって課題解決のアイデアを反映した試作品を2014年に完成させる。試作品開発に成功したことにより、一次サンプルを用いて帝人社において内部試験を実施、大阪医科大学において非臨床試験を行い有効性や安全性を検証した。また、2015年5月には厚生労働省が所管するPMDA（独立行政法人医薬品医療機器総合機構）と使用材料・非臨床試験・臨床試験などに関して個別の面談を行い、どのように開発を推進していくのかについて検討を進めていった[11]。2015年までに、試作品がパッチとしての基本性能を備え、良好な組織再生が期待できる段階まで示すことに成功する。

10　本パートは主に以下の資料を基に作成している。
『平成28年度医工連携事業化推進事業 成果報告書「自己組織に置換され、伸長する心臓修復パッチの開発」』、学校法人大阪医科薬科大学、2017年
https://www.med-device.jp/pdf/development/vp/26-012_28.pdf

11　これは、以前は薬事戦略相談、現在ではRS戦略相談と呼ばれるものである。

開発と並行して知財の出願についても検討を進めていった。2014年に国内知財調査、2015年には海外知財調査を実施している。それを踏まえて2015年10月から知財に関する伴走コンサルティングを受け、2016年1月に国内知財出願、同年6月には知財固めのための追加の出願を実施する。

2016年にはパッチを構成する繊維・経編の仕様を決定、また経編製造プロセスで必要となる設備を補強し、製造プロセスの確立に成功する。そして福井経編社は約7,500万円を投資して既存の建物を改装、クリーンルームを併設する広さ260平米の医療機器専門のスペースを確保、2017年5月には編み織りの国内繊維メーカーとしては初めて医療機器の品質保証である国際標準規格ISO13485を取得する[12]。これによって治験製造・量産に向けての準備が整うことになる。

2016年8月にPMDAと対面助言準備面談、つまりPMDAからの対面での助言を円滑に進めるために事前に相談項目の整理を行ったり、論点を明確にする打ち合わせを持ち、2017年2月には医療機器開発前相談を実施した。医療機器開発前相談とは、開発の開始前あるいは開発初期の段階においてPMDAと持つ相談で、開発予定または開発途中にある品目に何らかの疑問点が生じた場合におけるPMDAの見解や、革新的医療機器に関する条件付早期承認制度の要件該当性についての確認などを行うことができるものである。そして2018年4月には厚生労働省より、薬事申請後の審査などで優先的に取り扱われる「先駆け審査指定制度」の対象品目に指定される。

早期の製品上市を実現するべく、きたるべき臨床試験・薬事申請に対応するためにPMDAとの打ち合わせなどを行いつつ、開発成果に関するマーケティング活動も早期に実施した。本製品の臨床試験は2019年に開始されるが、その3年前の2016年に米国心臓協会のポスターセッショ

---

12 2017年6月29日付日本経済新聞地域経済欄

ンで、また2017年3月には日本心臓血管外科学会および日本循環器学会でパッチの開発成果が発表された。これは将来の臨床開発・販売を円滑に進めるためには学会での発表が不可欠であり、大阪医科大学が主体となって開発品への認知を高める必要があるとの判断によるものである。

このようなプロセスを経て、心臓修復パッチの臨床試験に入る。初の臨床試験は2019年5月27日、岡山大学病院において心室中隔欠損症（心室中隔とよばれる筋肉の壁に穴が開いている先天性の疾患）を患う生後4か月の乳児に対して行われ、手術では修復パッチが壁変わりとなって穴をふさいだ[13]。

2021年1月、3者は、目標としていた症例数の被験者登録を完了したと発表した。今後、手術後1年間の安全性や有効性のデータについて評価を行った後、2022年の薬事申請を目指している。心臓修復パッチの事業化はすぐ目の前まできている状況である。

福井経編社の事例について一言で言うと、リスクが高いと思われている医療関連事業において、医療事業を取り巻く環境および制度をうまく活用し、また事業を推進するための工夫とリスクを軽減する施策の実施をしていることがわかる。

事業環境・制度と整合した展開

医療分野は他の業界と比較して特殊性や規制が多く、まったくの異業種企業が当該分野で事業を推進するためには相当の知識やノウハウが必要である。しかし近年は様々な制度や組織の整備が進められ、異業種企業が医療分野に参入しやすい環境になりつつある。

例えば組織の例で言うと、PMDAや医工連携による医療機器の事業化を支援する医療機器開発支援ネットワーク（MEDIC）などの組織が存

13 福井新聞『心臓修復パッチ使い手術、経過良好 福井経編興業など、実用化へ一歩』、2019年6月12日

在する。MEDICは開発資金の支援、医療機器の事業化に関するコンサルティング（伴走コンサルティング）、医療従事者とつながりを持っていない企業においても製品評価の情報を得られる製品評価サービス、医療に関するニーズとシーズをマッチングさせるサイトの運営などを行っている。異業種企業は医療分野の事業化を進めるにあたって必要となるこれらMEDICのサービスを利用することができる。また、創薬や再生医療などの分野についても国立研究開発法人日本医療研究開発機構（AMED）が推進をサポートする機能を果たしている。

これらの組織の存在は、医療分野への参入に際しての様々なリスクを低減させるものと思われる。例えば、医療に関するニーズとシーズのマッチングサイトなどによって、参入しようとしている企業はユーザーである医療現場側のニーズを適切に把握・認識することが可能になる。また、薬事申請など薬事関連の対応については高度の専門知識やノウハウが必要となるので、医療にまったく携わっていない企業が独力でそのプロセスを進めていくことは非常に難しい。しかし、PMDAや伴走コンサルティングのサービスを活用することによって、開発計画や臨床試験の実施計画の策定、薬事申請の作成などの負担が軽減されることになる[14]。

医療分野はその社会性の大きさゆえに、製品やサービスの承認までに臨床試験や薬事申請後の審査に長い時間が掛かるのが一般的であるが、「先駆け審査指定制度」などが新たに設けられたことにより、時間というリスクも軽減されている。このように近年の様々な制度的な変更やバックアップ体制の整備が医療分野での事業展開をしやすくさせている。

大学の医学部や大学病院を取り巻く環境の変化も大きい。これは以前と異なり大学側もビジネスを考えざるを得ない状況になりつつあり、医師の間で競争が起こっていることが背景にある。かつて大学医学部ない

---

14 福井経編社の高木社長は2020年7月13日のインタビューにおいて「伴走コンサルは勉強できるいい機会になっている」と話している。

しは大学病院は研究や臨床が主眼であったが、最近は経営についても意識しなければならなくなっている。他の組織から資金を引っ張り、潤沢な資金の元で最先端の研究や臨床を行い、自分たちの評価を高めていかなければならない。それがさらなる資金を呼ぶことにつながる。そのため、各大学の教授・医師の間では、よりよい医療の成果を生み出す競争が激しくなっている。

福井経編社の髙木社長もインタビューにおいて「自分のオペだけでなく経営を意識している」「アドバルーン戦争が勃発している」とコメントしていたが、大学側から企業に対してアプローチすることが盛んになってきているのが現状である。医療ニーズにマッチした高度な技術を保有する企業は医師や医療機関から「垂涎の的」となっており、技術力の高い異業種企業は医療分野に参入しやすい状況となっている。

「様々な事業推進の工夫」と「リスクを軽減する施策」

医療分野の事業化には10年が必要と言ってもよいだろう。2012年に根本教授からの連絡をきっかけに始まった福井経編社の心臓修復パッチの開発は、2022年に薬事申請を目指している。また、本章の冒頭で触れた木田バルブ・ボール社も2003年に商社が提案したことをきっかけに人工関節用の球体開発を始め、販売の拡大に乗り出したのは2015年頃である。開発を始めてから収益を上げるようになるまで、おおよそ10年は掛かることが前提となるならば、医療分野に踏み出す際に大きな問題になるのが「事業を成し遂げるという強い意志・思い」を創り出せるかどうかである。

長期の開発を継続させるために必要なことは、「事業を必ず成し遂げる」という強い意志・熱い思いである。新規製品の開発は困難の連続で、そのたびに開発責任者はくじけそうになる。周囲からの否定的な声は、開発責任者の耳にも入るだろう。福井経編社の髙木社長は「実際に心臓手術の現場をみせてもらい、その際に命が吹き返す様子、小さな子供が頑張っている様子をみて、必ず自分がこの事業を成し遂げることを決意した」と話している。実際の手術をみることは、気持ちを1つにし、何としてもやり遂げるという覚悟をチーム全員が持つようにする仕掛けとなった。開発に踏み切らせたり、行き詰ったときに自分を奮い立たせてくれる何か――福井経編社の場合はそれが子供の命が再生するという人間の存在に関わる現場であったが、そのような事業を成功に導くためのいわば「エンジン」となる強い意志・熱い思いを湧き上がらせるものが一体何なのかを事業推進者は見極めておく必要がある。

そして、その強い意志・思いを実現するための体制づくりが重要である。福井経編社が大阪医科大学や帝人グループと一緒に開発を推進したように、すべてを自社で行うのではなく、適切な企業・組織と連携して推進することが必要である。異業種から参入する企業は医学的な専門知識を持っていない。また、開発プロセスにおいて厚生労働省などの専門家とやり取りをしなければならないが、その際に医学的な見地から様々な点を説明できなければならない。異業種からの参入企業にとっては荷が重い。髙木社長が「医師がいることで医学的なやり取りを行うことができる」と話すように、専門知識および「格」の面でも医師を巻き込んで開発を進めることが必要である。

さらに、事業として成り立つためには製品を拡販させる必要がある。帝人グループとの連携は、医療製品の販売チャネルを持たない福井経編社にとっては非常に有効である。「プロを相手にやってはいけないことがある中で、他の中小企業はすべてを自分がやろうとしてしまう」（髙木社長）と失敗につながり、お互いにないところを持ち寄り、カバーし合える共同開発体制を組むことが重要である。この種の話はボトムアップではなく、トップ同士の関係がないと進まないであろう。したがって、すぐに大手企業と相談できるように、常日頃から経営者が幅広く大手企業との関係を築き、強化していく必要がある。

前述した強い意志が「エンジン」であるならば、資金はエンジンを動かす「燃料」である。10年にわたる開発を成功させるためには少なくない資金が必要となる。そして医療の場合は、開発投資、設備投資、開発に投入する人の給与など、製品化されるまで企業は一方的に資金を投じるだけであり、医薬品のマイルストーン収入という形態を除くと、一般的に開発途中の10年余りは売上・利益を上げることができない。社内からは「金食い虫」のレッテルを張られ、途中で事業化をあきらめる企業も出てくる。

福井経編社が2010年の人工血管の開発を起点にして心臓修復パッチの開発に至る現在までの11年間、開発を継続できたのは髙木社長の一工夫もある。それは「開発には数千万円のコストが掛かっているが、自社の資金の投入は極力抑えている」「公的資金の調達で開発費用を賄えており、社内からは何も言われない状況にしている」（髙木社長）と話しているように、社内への資金的な依存を極小化する工夫を実現していることにある。これによって福井経編社は「時間が掛かる、したがって金も掛かる、さらには心理的な負担も大きい」という新規事業推進者の誰もが抱える問題を解決している。

福井経編社はこのような資金面での公的なサポートを受けているものの、「とんでもないお金が掛かり、資金面については気になる」と髙木社長も話しているように、やはり資金については経営者として大きなリスク要因である。大手企業と共同で事業化を進めるのであれば資金面も大手企業を頼ればよいのではないかという議論もあり得るが、事業推進のイニシアティブを自社で確保するためにはパートナー企業とはいえ依存度を高めることは必ずしも正しい選択ではないだろう。

異業種企業が医療分野で事業化を推進するためには、公的な資金サポート以外にもリスクマネーの供給のパイプを太くする必要がある。事業がどの程度の価値を持つのかわからない中で資金を提供するのは、資金提供者にとってはハードルが高い。この問題を解決する1つのヒントは、例えばベンチャー企業のシードステージの資金調達において活用されているコンバーティブル・エクイティ型新株予約権の手法も参考になるのではないだろうか。この手法の場合、事業のバリュエーション算定を先送りしつつ資金調達を行うことができる。さらに、これを調達企業の医療事業のみを対象とするノンリコース型の特性を持ったものにすることによって、仮に医療分野の開発が失敗に終わったとしても本業への影響は防止できる。医療分野への資金投入を拡大させるためには、公的資金のサポートのみならず巨額の資金を持つ民間が資金供給できる手法の開発も必要であると考えられる。

開発に成功した後の製品の売れ行きに関するリスク、つまりビジネスに関するリスクも極小化する必要がある。そのためには「どれだけ有名になるのかが勝負」（髙木社長）である。最も有効なプロモーションは「術式を含めて学会で発表すること」（髙木社長）である。どの医療機器を使用するのかを選択するのは、医療機器の最終ユーザーである患者の場合もあるだろうが、多くの場合は医師である。医師が集まる学会での発表は医師への認知拡大に大きく寄与する。

また、福井経編社は斬新なメディア戦略も採った。学会だけではなく様々なメディアに露出したほか、心臓修復パッチの開発は、『下町ロケット　ガウディ計画』（池井戸潤／著、小学館）に登場する新技術のモチーフとなった。「日本製」ということに加えて、「小説にも取り上げられた」というストーリーが付くことによって、製品上市後の拡販に大きく寄与するだろう。「ものがよければ必ず売れる、ということではない」ことは、これまでの歴史で数多くの製品が示してきた通りである。

特にBtoBの事業を展開している中堅企業はマーケティング戦略、プロモーション戦略、販売戦略を展開することを必ずしも得意とはしていない。ましてや福井経編社のように小説やテレビ化されるような仕掛けをつくることは難しいだろう。しかし患者から必ず選ばれる製品にするためには、少なくとも学会発表や展示会への参加、様々な場所での講演活動など、自社でできる限りのプロモーションを実施する必要がある。

福井経編社の髙木社長は、医療分野に参入する以前は「医療関連は何となくやりたいとは思っていたが、難易度が高い、時間が掛かる、リスクがあることがわかっていたので、取り組もうとしなかった」と話している。しかし、本章でみてきたように、異業種の企業が医療分野に参入するにあたってのリスクは、以前と比較するとかなり低減していると考えられる。

医療分野への参入を考えている異業種の企業がまず行わなければならないことは、自社の技術・製品・サービスに関して、医療のニーズを満たすことができるのかどうかという視点で能動的に再評価をしてみることである。福井経編社は朝倉教授や根本教授からの連絡を受けて、自社の技術を評価することで人工血管や心臓修復パッチを手掛けるようになった。また、木田バルブ・ボール社が人工関節の部品を手掛けるきっかけは、商社から「御社の技術力ならつくれるのでは」と提案されたことであった[15]。自社から能動的に動くことができないのは、自社の技術や製品が医療のニーズを満たすかどうかがわからない、ないしはそのような発想がないことが要因として考えられる。しかし今では、医療技術のニーズ情報がMEDICなどで公開されているので、他社・他組織から言われて動くのではなく、医療技術ニーズを把握し能動的に動くことができる環境が整っている。

福井経編社の天然繊維の経編技術は、どの会社からも評価されているものである。木田バルブ・ボール社も数ミクロンの精度で加工ができ、ステンレス製品では60%以上のシェアを誇るとのことである。そのような高度な技術や独自のノウハウを保有している企業は、医療分野に応用できる何かを必ず持っているのではないだろうか。日本の中堅・中小

15 日経産業新聞『木田バルブ・ボール、球状バルブ弁製造―真ん丸さ、人工関節も育む、「つぶれない町工場」へ一歩（ミドル企業きらり）』、2020年7月21日

企業は高度な独自技術を保有する企業が多い。とにかく、自社の技術などを医療ニーズの軸で再評価することが、医療ヘルスケア企業への転換につながる第一歩である。

第3章

ヘルスケア事業への参入から発展まで：帝人の事例

ヘルスケア領域は収益性、成長性を共に見込めることから、他の産業の企業にとって新規参入したい領域となっている。また、多くの企業が現業からの発展形としてヘルスケア領域のサービスを展開している。その結果、ヘルスケア領域と他の産業との業際があいまいになり、これまでと競争原理が変わってきている。

成功した他の産業からの新規参入者の行動を学ぶことは、ヘルスケア領域に新規参入途上、あるいは検討中のプレイヤーにとって参考事例になるはずである。

帝人社は約50年前に繊維、化学品メーカーからヘルスケア領域に参入し、現在では医療用医薬品や在宅医療の領域で確固たるポジションを確保している。帝人社のヘルスケア参入のケース[1]は新規参入者が業界内でポジションを確立するための考え方の事例として参考になる。

ヘルスケア事業立ち上げ〜確立

▶ヘルスケア参入前の事業展開

帝人社は1918年に人造絹糸（レーヨン）を製造する企業、帝国人造絹糸株式会社として設立された。米沢高等工業学校（現山形大学工学部）で研究されていたレーヨンの製造技術を活用し、米沢に工場を建設して

1　本章執筆にあたり、帝人株式会社 社内資料を参考にした。

創業した。米沢高等工業学校は、当時、東京、大阪、名古屋、仙台、熊本、米沢の6校しかない高等工業高校の1つで、応用化学が学べたのは、そのうち東京、大阪、米沢の3校のみであった。日本一の総合商社とも言われた鈴木商店の金子直吉、鈴木商店の子会社、東レザーの久村清太の支援のもと、秦逸三がレーヨンの製造法を米沢高等工業学校で研究していた。学校での研究成果で起業する、大学発ベンチャーとも言える企業である。

その後40年はレーヨン、アセテートなどの再生繊維、半合成繊維を製造して発展したが、創業40年を迎える頃から総合化学メーカーへと業容を拡大し始めた。1957年に英国のICIからテトロン（ポリエステル）の製造技術導入許可を取得し、翌1958年から松山工場で操業を開始、合成繊維の事業に参入した。1962年に米国のアライドケミカルからナイロン6の製造技術導入許可を取得し、翌1963年に三原工場で操業を開始した。また、1960年にはポリカーボネート樹脂の生産を開始し、繊維以外の化成品に進出し、1962年には拡大した業容に合わせて、社名を帝人株式会社に変更した。

▶ヘルスケア事業への参入

ヘルスケア領域への参入は1970年頃に新規事業の取り組みの1つとして始められた。当時、創業50年を超えて業容はさらに大きく変化していた。1972年には祖業のレーヨン事業から撤収し、テトロン（ポリエステル）フィルム、ボトル用PET樹脂など繊維以外の化成品事業を拡大していた。大屋晋三社長（当時）のリードで新規事業を検討するために発足した未来事業本部により様々な新規事業が検討された。

未来事業本部で検討された新規事業の1つがヘルスケア事業だった。1969年11月に未来事業部門の第三開発グループが繊維、化成品の二本柱（当時）に次ぐ第三の柱とすべくスタディに着手した。

▶ヘルスケア事業の位置付け

帝人社のヘルスケア事業の開始を、医薬品事業の核となるBoehringer Ingelheim社との提携契約に調印した1972年とすると、その30年後の2002年度には売上高925億円、営業利益162億円の事業にまで育った。売上高は連結売上の10.4%、営業利益は連結営業利益の45.9%に達し、第三の柱として十分な位置付けになった（図表4-3-1）。2019年度には売上高1,539億円、営業利益326億円にまで達し、連結全体に対する構成比はそれぞれ18.0%、58.0%と重要性が増している。

▶ヘルスケア事業の構成

帝人社のヘルスケア事業は、医薬品事業と在宅医療事業で構成されている。現在では事業間の連携を深めるために、ヘルスケア事業を担当する帝人ファーマの組織は事業を横断した機能別の組織となっているが、事業の構成としては大きく2つある（図表4-3-2）。参入当初から、各事業の中核である医療用医薬品事業とHOT（Home Oxygen Therapy：在宅酸素療法）事業の周辺の新規事業にも数多く取り組んできた。

図表4-3-1　帝人社の2002年度におけるヘルスケア事業の位置付け

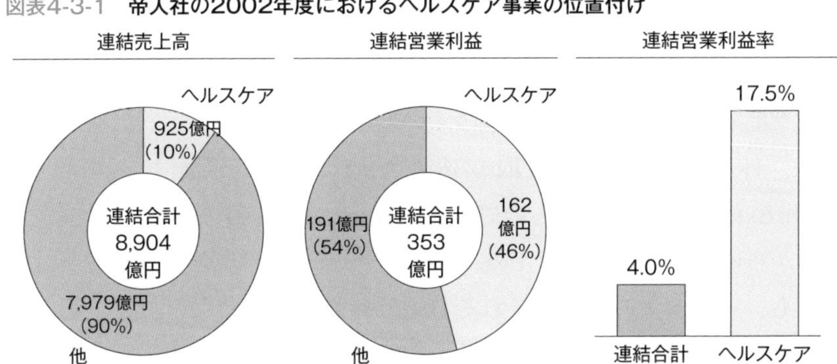

図表4-3-2　帝人社のヘルスケア事業の構成

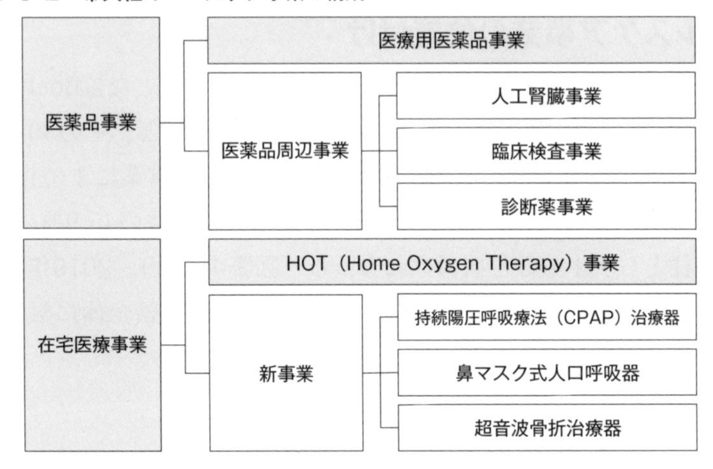

▶事業立ち上げ当初の取り組み

前述した通り、医薬品事業への取り組みは、第三製薬社への出資やBoehringer Ingelheim社との提携に合意した1972年からと考えてよい。しかし、実はその前から製薬関連の事業には取り組んでいた。1965年に武田薬品工業社向けに動物薬テフトールの原薬を製造販売した実績がある。化成品メーカーとして原薬製造は取り組みやすい事業だが、帝人社にとっては満足のいくビジネスではなかった。帝人社は、原薬製造では最終製品の価値に対して付加価値が取れていないと認識し、事業を継続しなかった。この経験はその後のヘルスケア事業の取り組み方針に影響した原体験とも言える。

医薬品事業の立ち上げ期から多くの取り組みを同時並行的に推進してきた。外部のノウハウを取り込むために、第三製薬社への投資、Boehringer Ingelheim社との提携、Alcon社との提携を同時に推進した。ゼロからのスタートだったため、パートナーシップは参入の前提だった。しかも、パートナー候補はそれぞれ違う特徴を持つ企業だった。第三製薬社は注射剤を中心に後発薬で多くの製品を持つ内資の中小製薬メーカー、Boehringer Ingelheim社は日本進出のパートナーを探していた西ドイツ（当時）の大手製薬メーカー、Alcon社は米国の眼科薬メーカーと、一見すると脈絡のない取り組みにみえる。

しかしながら、見方を変えると明確な方針をもって進めていたことがわかる。それは明示されているわけではないが、おそらく、(1) 他社の取り組んでいない市場に参入して市場を創出する、(2) 付加価値創出にこだわる、(3) 営業は自社で担う、直接お客様の声を聴く、といったものであろう。それぞれの案件の特徴的な進め方を分析すると大きな方針がみえてくる。

第三製薬社は業界を知る目的の取り組みだった。規模も大きくなく、製造している薬品も魅力的なものがあるわけではなかった。既に市場のある後発薬が中心で、帝人社のビジョンには適合していなかったが、一方で40種以上の認可済みの製品を持ち、事業運営を学ぶにはよいとの判断から、時間を掛けて関係性を深めていった。1972年に最初の出資を行い、1975年に90％まで資本比率を高め社長を派遣、1978年に95％まで資本比率を高めると共に、本社移転のタイミングで社名を帝三製薬社に変更、以降グループ内の製薬メーカー、製造委託先としての位置付けとなっている。

Alcon社との提携は製品ベースで進められた。当初はAlcon社が開発中の止血剤に興味を示してアプローチをしたものの市場性を見込めず断念、Alcon社が得意とする眼科薬で合弁会社を設立することになり、帝人アルコン社を1973年に設立した。帝人社は合弁会社で市場を創出するインパクトのある新薬を導入すべく、緑内障薬の臨床開発を開始した。しかし、米国でFDAの認可を得る目途が立てられず、日本でも見通しが立たなくなった。既に市場がある製品には興味がなかった帝人社は、Alcon社がNestlé社に買収されたのを機に1978年に合弁を解消した。

現在の医薬品事業のベースとなったのはBoehringer Ingelheim社との提携である。1970年にBoehringer Ingelheim社が日本での医薬事業の合弁パートナーを求めている話を聞きコンタクトした。Boehringer Ingelheim社は呼吸器・循環器系の医療用医薬品に強い企業で、世界的にも優れた製品を持っていた。Boehringer Ingelheim社は一般用医薬品のパートナーを求めていたため、まずは一般用医薬品でのパートナーシップ締結の話を進めたが、1972年にBoehringer Ingelheim社が一般用医薬品から撤退したため、医療用医薬品にパートナーシップの範囲を変更することになった。既にBoehringer Ingelheim社と独占ライセンス契約を締結している田辺製薬社との関係を考慮し、Boehringer Ingelheim社の子会社との合弁の形を取り、1973年に帝人フェーア・メディカル社を設立した。

日本では、Boehringer Ingelheim社からの導入製品と自社開発製品で事業展開することにした。製品開発と製造はBoehringer Ingelheim社からの導入により早期に立ち上げた。開発製品、導入製品は、社会動向を見据えて成長性が見込め、競争企業がいないニッチ分野で高シェアを取る可能性がある領域として、呼吸器、代謝・循環器、骨・関節の3分野を中心に選択した。テーマの注目度が低い時期に将来の需要を見込み開発を進める方針だった。

1976年にBoehringer Ingelheim社側から帝人フェーア・メディカル社の資本引き上げの要請があり、帝人社がBoehringer Ingelheim社側の持ち株を買い取った。1977年に帝人医薬と改名し、医療用医薬品事業を100％帝人社の事業とした。引き続き、導入製品と自社開発製品の上市を軸に取り組んだ。1983年には繊維、化成品に次ぐ第三の柱に育成するため帝人社に帝人医薬社を吸収した。

1980年に入ると開発製品の上市が相次ぐことになった。1980年に、Boehringer Ingelheim社からの導入製品の緩下剤「ラキソベロン」と、自社開発製品の免疫グロブリン製剤「ベニロン」を上市した。1981年には自社開発製品である活性型ビタミンD_3製剤「ワンアルファ」を上市、1984年には導入製品の去痰剤「ムコソルバン」を上市した。

生産は帝人社の工場内で体制を構築した。1980年に日野（東京都）の中央研究所内で暫定工場を開設した。1982年10月には、新製剤工場を生物医学研究所の安全性研究棟の1階を活用した立ち上げた。その後、生産能力拡張のため、岩国（山口県）において1989年に新製剤工場を、1992年には原薬工場を新設している。

一方で販売は外部委託で行うこととし、1978年に藤沢薬品工業社（現アステラス製薬社）と「ベニロン」「ワンアルファ」「ラキソベロン」を対象にした販売提携契約を締結した。ただし、この委託契約には、ノウハウを帝人社内に蓄積するための条件を付けている。加えて、首都圏の100病院は自社営業の対象として販売委託をせず、1979年に営業31人の体制を構築している。その後、自社営業を段階的に拡大して1996年に全国自販体制を完成した。1985年には自社営業対象を300病院に拡大。1988年に首都圏営業を藤沢薬品工業社から全面継承してMR107人体制にし、1991年には近畿圏の全面自販体制をMR85人で構築、1993年には東海地区の全面自販をMR55人で確立して、主要都市をカバーすることになった。1996年には藤沢薬品工業社から受け入れた営業人員85人を含めて、営業420人で全国を自販する体制を整えた（図表4-3-

図表4-3-3　**医療用医薬品事業における自社販売人員数推移**

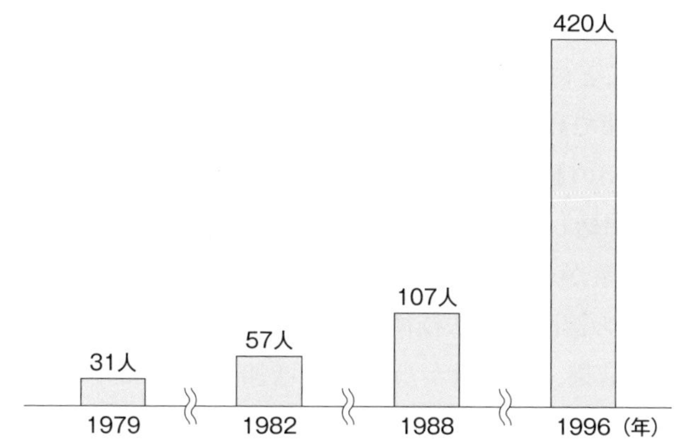

3）。

医療用医薬品事業は当初持っていたビジョンを目指して長期間掛けて体制を構築した。つまり、大きな潜在市場があるが、まだ注目されていない領域に先駆けて進出して市場を創出し、全国自社販売体制を築いて付加価値を取ることを目指した。ただし、その過程においてはビジョンにはこだわらず、第三製薬社との関係や藤沢薬品工業社との提携など、学びのために積極的に外部の力を取り込んだ。

▶医薬品周辺事業への取り組み

当時、帝人社は医療用医薬品以外にも、医薬品周辺事業として人工腎臓事業、臨床検査事業、診断薬事業の3事業に取り組んでいる。

人工腎臓事業には繊維関連の技術を強みに参入した。人工腎臓事業は医療用医薬品事業と並行して1973年に製品開発に着手した。中空糸型の透析器にアセテートの鹸化糸が用いられていたことから人工腎臓事業への参入を検討し、1973年に武田薬品工業社と共同研究に関して合意。営業面を武田薬品工業社、製品開発面を帝人社という役割分担でスタートした。ここでも新市場の開発にこだわり、競合と異なる独自の滅菌法での参入を狙った。一般的にはホルマリン滅菌法が使われていたが、帝人社は独自技術を追求した。しかしながら、競合が増えて価格が低下したため開発の目途が立たなくなり、共同研究を解消し帝人社単独での開発を継続することになった。

その後、単独で高圧蒸気滅菌法による中空糸型透析器の開発に成功。1978年にTF-15の製造認可を受け、扶桑薬品工業社に独占販売権を付与する契約を締結し、市場に参入した。業界最後発と言える参入タイミングだった。糸が弱く中空糸が偏るという課題を解決するために、1985年に独自の溶融紡績法技術によるフィン付き中空糸型透析器を開発した。その結果、生産量が飛躍的に増加し、1985年の91万個から、1988年には138万個に達することになった。フィン付き中空糸型人工透析器の販売で1987年にいったん黒字化したが、薬価改定と過当競争による実勢価格の低下により採算性が悪化したことから、Gambro社(現Baxter社)との提携で業績回復を目指した。1991年に、海外展開を目指して日本ガンブロ社とジアセテート中空糸の供給契約を締結。1994年にはジアセテート高透過性膜透析器の事業化を決定し、1996年にGambro社と折半の合弁企業、帝人ガンブロメディカル社を設立して販売を強化した。これらの取り組みにもかかわらず、業績回復には至らず、1999年に人工透析事業からの撤退を決定し、帝人ガンブロメディカル社を解散した。

未来事業本部では臨床検査事業への参入も検討していた。日本では1970年頃、臨床検査に参入する企業が相次いでいた。帝人社は米国のバイオサイエンスエンタープライジズと合弁契約を締結し50対50の合弁会社である帝人バイオサイエンスラボラトリーズ社を設立、その後、合弁の相手方が変わり、最終的にはSmithKline Beckman社(現GlaxoSmithKline社)に引き継がれた。しかし、1987年にGlaxoSmithKline社が成長性を見込めず投資に対するリターンも期待できないといった理由から資本を引き揚げることになり、1989年に帝人100%子会社の帝人バイオ・ラボラトリーズ社となった。1990年代になると臨床検査薬の事業環境が悪化して業績が低迷した。非臨床検査から臨床検査まで受託可能な体制を整えて業績回復を狙ったが回復せず、2002年に完全撤退することになった。

医薬品周辺事業として、診断薬事業にも参入した。1987年に診断薬事業の担当組織を設置し、1988年にシノテスト社との業務提携で参入した。首都圏は帝人社が担当、その他をシノテスト社が担当する役割分担とし、1989年にAres-Serono社の製品販売を開始した。帝人社は、呼吸器、代謝・循環器、骨・関節といった医薬品の対象領域と合わせた診断薬を導入することでシナジーの創出を企図していた。診断薬事業は測定機器を貸与して使用する診断薬を売るビジネスモデルが一般的だったのだが、1991年にAres-Serono社が自動分析機の開発に失敗したため、帝人社は導入を断念し、1995年に診断薬事業からの撤退を決断。1996年に事業継承・移管契約を国際試薬とシノテスト社の間で締結して撤退した。

これらの医薬周辺事業は、参入時点での事業コンセプトには一定の可能性が見い出せたものの、競争優位性を構築し、持続可能な状態にする将来ビジョンを描き切れず、単発的な活動になってしまったと考えられる。

ヘルスケア事業の中での事業創出

▶HOT事業への参入

HOT（Home Oxygen Therapy：在宅酸素療法）は、呼吸器の疾患等により血液中の酸素が不足している人が自宅など病院以外の場所で不足している酸素を吸入する治療法である。日本で在宅治療が一般化したのは、帝人社が自宅で使える酸素濃縮器を開発して、患者が安心して使えるサポート体制を構築したことが大きな要因である。帝人社が構築したビジネスモデルは、医療機器の業界においては画期的な発想転換に基づいていた。さらに、健康保険適用が後押しして市場が拡大した。

帝人社はHOT事業に、①レンタル、②直販一貫営業、③専任担当制(HOT専任で特定の医師と患者を担当)、④全国24時間体制、という4つの特徴のあるビジネスモデルを構築して参入した。現在は複数のサービスラインがあるが、このとき構築したビジネスモデルが帝人社の在宅医療事業の基本的なプラットフォームとなっている

参入のきっかけは、自社の酸素富化膜（窒素を通しにくい選択透過膜）の用途開発において、1つの候補として医療用の酸素濃縮器が検討されたことである。帝人社では1950年代から高分子化学の一環として薄膜

研究を実施していた。1970年代の初めに生産技術研究所で「膜によるガス分離」が研究され、1979年に性能は不十分であるものの酸素富化器（酸素濃縮器）の試作機が完成した。

医薬事業部内で製品化する体制に変更し、医療現場の開発協力を得て開発を進めた。同時期に去痰剤のムコソルバンの開発を進めていたため、呼吸器系の医師とのチャネルは構築できていた。また、コロラド大学メディカルセンターのThomas L. Petty教授からの助言も得られた。酸素濃縮器の治験を進め、1982年に「マイルドサンソ」TO-40の製造承認を得て販売を開始した。

販売はレンタルで直販一貫システムを採用した。1台98万円と高額で、しかも健康保険が適用されなかったため売り切りではなくレンタルを採用し、自ら販売チャネルを構築して、代金回収や24時間メンテナンスサービスを提供する体制を整えた。

酸素富化膜の劣化や機械としての信頼性の問題などへの対応、競合品の出現により、1985年、膜の耐久性、歩留まり、部品の見直し、低運転音・低振動等の課題をクリアしたTO-40の改良品の製造承認を獲得した。1985年の保険適用を受けて正式な事業化を決定。製品改良直後の絶好のタイミングだったが、スケーラブルなビジネスモデル構築が必要となった。保険適用により当時6,500～8,000人いると推定されていた患者数の拡大が見込まれた

構築したビジネスモデルの“常に医師や患者と直接接点を持つ4つの特徴”（①レンタル、②直販一貫営業、③専任担当制〔HOT専任で特定の医師と患者を担当〕、④全国24時間体制）が、うまく機能した。健康保険により支払いが保証されているため、「①レンタル」はリスクが少なく安定したキャッシュフローを期待できた。医療機器として「②直販」は異例だが、継続的な保守が必要なサービスの特性を考えると妥当であり、治療現場との関係性を強固にするものとなった。また、「③専任担当制」により医師と患者・家族の声が直接聴ける仕組みを確保できて有

効に機能し、「④24時間体制」によって医師にとっても患者にとっても安心して利用できるサービスとなった。

生産体制は新品の製造だけでなく還流機のメンテナンスの工程も必要だった。保険適用前には少数の組み立てとレンタルから還流してきた機械の整備、検査、消毒を、岩国の工場の空きスペースで実施していた。保険適用後には製造キャパシティ増強のため1991年に専用工場の操業を開始し、1994年と1996年に製造キャパシティを増設した。還流機の整備も強化、拡充が必要なため、1989年に岐阜事業所の有休建屋に配送センターを設置し、その後サービス拠点を岩国、茨木、甲府、広島、佐賀に順次設置した。

販売体制は在宅医療として独立した体制に再編した。1983年に7人のサンソ医療推進部の体制から、1989年に在宅医療事業部として組織化し126人に拡充、1992年には282人まで強化した（図表4-3-4）。

HOT事業は、“三方よし”の強固なビジネスモデルと言える。患者の発生確率がある程度みえる、医師の指導で利用する、などの医療系製品独特の市場特性がある。健康保険も適用されてキャッシュフローを見込みやすい。ほぼ固定費のビジネスモデルであり、製品品質が一定レベル

図表4-3-4　**HOT事業における自社販売人員数推移**

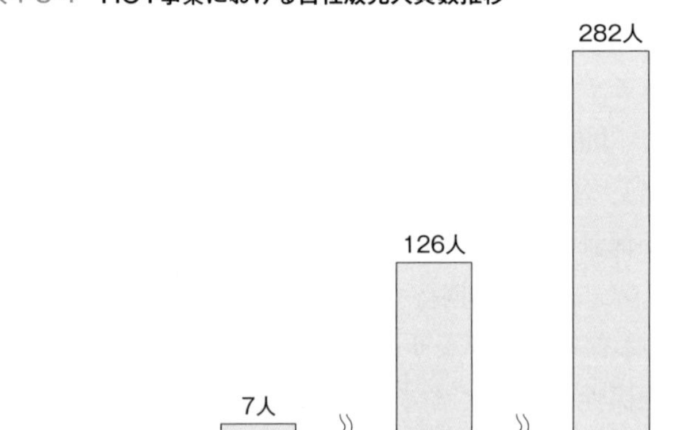

で担保され、規模の拡大スピードさえ間違えなければ、収益性を見込める特徴がある。コスト変動リスクは故障対応等の整備メンテナンスコストのため、製品品質が安定すればコストはほぼ固定費となり収益性は安定する。いったんビジネスモデルが出来上がって規模が一定水準に到達すると、新規参入が厳しくなりさらに安定化する。提供者の収益性は安定的に高く、患者の利便性は高まり、医療リソースの効率的な活用につながる、まさに三方よしと言える。

▶在宅医療プラットフォームで提供する新製品

帝人社は在宅医療分野も医療用医薬品で強化している、呼吸器、代謝・循環器、骨・関節の3分野で新市場を開拓してきたが、その1つとして睡眠時無呼吸症候群（SAS）に着目して治療器の提供を事業化した。OEM（他社ブランドの製品を製造すること）で参入した当初は試販の範囲を出られず、本格的に立ち上がったのは、保険適用基準の緩和後、日本市場向けに仕様を調整するようにしてからである。

1995年、ResMed社から持続陽圧呼吸療法（CPAP）の治療器「スリープメイト」のOEM供給を受け試販を開始した。1998年には健康保険適用が決定したため市場の拡大を期待し、1999年コンピュメディックスのSAS診断機「スリープウォッチャー」の試販を開始したが、事業化には至らなかった。2000年に保険適用基準の緩和と点数引き上げに伴い、ついに事業化を決定した。SASの認知活動を進めると共に、スリープクリニック開設の支援など医療機関による潜在患者の顕在化を支援。製品も日本市場向けのマスクの開発・改良や、ResMed社による日本市場に合わせた仕様調整などにより利便性が向上した結果、CPAPは在宅医療事業のもう1つの柱に成長した。

呼吸器分野では、鼻マスク式人工呼吸器もSAS治療器と並行して事業化を進めた。慢性および急性期呼吸不全患者に対する非侵襲的陽圧喚起療法（NIPPV）用「NIPネーザル」（鼻マスク式陽圧喚起療法機器）の試販を1997年に開始し、在宅人工呼吸療法として健康保険適用になったため本格的に事業化した。

骨・関節の分野では、超音波骨折治療器「セーフス」(SAFHS) のレンタル事業に1998年から取り組み始めた。1997年にExogenと超音波骨折治療器「セーフス」(SAFHS) の日本独占販売契約を締結し、1998年に輸入承認を得た。1998年に難治療性骨折に対する超音波骨折治療法が健康保険適用となりレンタル事業を開始。2008年に受傷後間もない時期の四肢骨折の手術後症例に対する超音波治療法にも健康保険適用され需要が拡大した。

「マイルドサンソ」TO-40以外の製品には自社技術を活用した製品はなかったが、成功を収めることができた。その理由は、(1) 帝人社の在宅医療プラットフォームの強さ、(2) 強みの生きる製品を選択する目利き力、(3) 医療用医薬品事業との連携による三方よしの機能強化、の3点であると考えられる。(1) 帝人社の在宅医療プラットフォームの

図表4-3-5　帝人社における在宅医療のビジネスモデル[2]

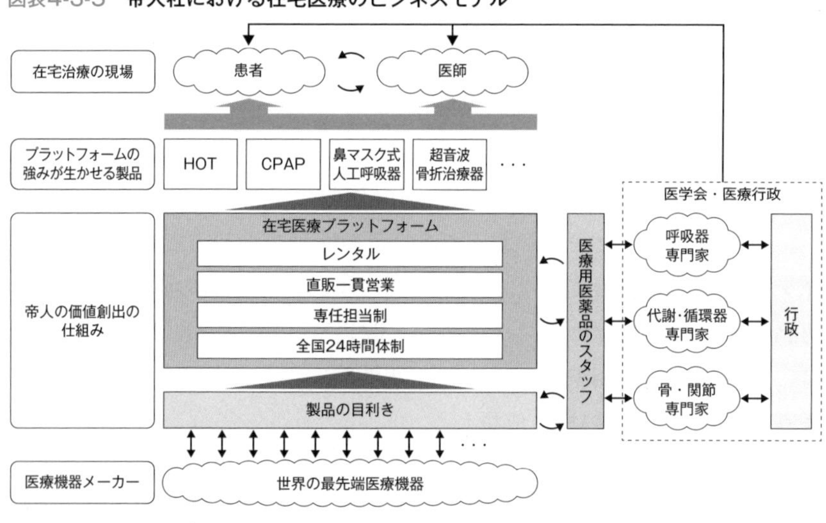

2　株式会社ピー・アンド・イー・ディレクションズにて作成

強さとは、新しい市場を創造し、新しい製品の利用を促すために、現場の医師に説明し、医師の治療を支援する体制があることと、医師と患者が安心して利用できるように製品を家庭に届けて24時間メンテナンスできる体制があることと言える。(2) 強みの生きる製品を選択する目利き力とは、世界の最先端の医療機器の中から、領域を呼吸器、代謝・循環器、骨・関節の3領域に絞って選択していることと、医療用医薬品で形成した3領域の専門家のネットワークを活用して検証しつつ事業化を進めることと言える。(3) 医療用医薬品事業との連携による三方よしの機能強化とは、学会や行政の動きと連動しやすいこと、治療現場の医師や患者へのメッセージを発信すること、現場の医師の治療をサポートすること、などが挙げられる。帝人社の在宅医療のビジネスモデルは、エコシステムとして高い完成度で出来上がっている。

帝人ヘルスケア事業立ち上げの3つの特徴

帝人社はヘルスケア領域への参入にあたって、自社の付加価値に強く執着している。原薬製造から早期撤退した原体験もあり、価値の取れるポジションで事業展開することに強いこだわりを持つ。ただし、それは技術に限ったものではなく、ビジネスモデルとして担保するように設計している。それゆえに帝人社のヘルスケア領域への参入スタイルには3つの特徴があると考えている。

第1の特徴は、事業構想の着眼点は自社の技術だが、事業の組み立ては顧客起点であることである。顧客接点への強いこだわりは医薬品事業、在宅医療事業の両方にみられる。医療用医薬品事業では20年を掛けて全国完全自社直販チャネルを構築した。初期には藤沢薬品工業社との提携においてノウハウ提供を条件にし、当初から首都圏の100病院は31人の自社営業でカバーしていた。藤沢薬品工業社から85人のMRを受け入れ体制をつくるなど、医療用医薬品の直販チャネル構築のためのノウハウ獲得にはこだわりを持って取り組んでいる。在宅医療では患者との接点と医療機関への営業の両方で密度の濃い体制を構築した。医療機関に販売して、在宅の患者を帝人社がサポートするビジネスモデルで、医師と患者の双方から信頼を獲得している。

また、顧客ニーズに合わせて自社技術よりもよい技術があれば、他社から導入して製品化することも行っている。例えば、HOT事業においては、自社の透過膜式の酸素濃縮器から、海外の他社技術を使った吸着式の酸素濃縮器に転換している。ただし、他社製品では騒音や大きさに課題があったため、キーモジュールのみを購入して自社で日本市場向けに製品化した。

第2の特徴は、潜在的に規模が見込めるブルーオーシャンのニッチを選択、市場を創造して参入することである。医薬事業では呼吸器、代謝・循環器、骨・関節の3分野に絞り込み、「ベニロン」(重症感染症)、「ワンアルファ」(骨粗鬆症)、「ムコソルバン」(去痰剤)は薬価ベースで年100億円を超える売上の製品となった。在宅医療機器も同じ3分野で展開しており、TO-40、TO-90、NIPネーザル(呼吸不全)、スリープメイト、スリープウォッチャー(睡眠時無呼吸症候群)、セーフス(骨折)等が製品として成功している。

戦略的に分野を絞り込むことによって強みが凝縮され、医療用医薬品と在宅医療の間で医学会や医療行政へのネットワークを共有することができている。専門家との議論で取り組む意義の高い市場を選択することにより、保険適用などを含めて在宅医療のビジネスモデルの三方よし構造が強化できた。

また、十分時間を掛けても市場創造できなければ撤退している。医薬品事業関連では、人工腎臓事業、臨床検査事業に併行して参入し25年継続した後に撤退、診断薬事業も後発で取り組み10年後に撤退した。在宅医療関連でも血液透析事業で製品化を試みたが期待通りの製品開発ができず、担当している関連会社を精算した。

第3の特徴は同時多発的に柔軟に取り組んでいることである。開始当初は他社とのパートナーシップを前提に立ち上げるが、必ずしもパートナーシップに執着していない。途中で相手を変更したり、内容を軌道修正したりすることも多い。医薬品事業では様々な取り組みの立ち上げ時にはほぼパートナーを活用している。1972年9月に第三製薬社への出資、1973年6月にAlcon社と帝人アルコン社を設立、1973年6月にBoehringer Ingelheim社と帝人フェーア・メディカル社を設立、人工腎臓事業立上げでは1973年11月に武田薬品工業社と共同開発、がその例である。

在宅医療でもスタートは他社との共同開発が多い。透過膜方式の酸素濃縮器はコロラド大学メディカルセンターのThomas L. Petty教授や医薬品事業で培った呼吸器系の医師チャネルからの助言を得つつ自社開発で製品化した。酸素濃度90%の吸着型酸素濃縮器はJohn Bunn社からの輸入でスタートし自社製品に移行するなど、様々な他社との協業でスタートしている。

▶帝人が特徴的な参入を可能にした理由

帝人社が、このような特徴的な参入ができた理由として、まずは帝人社のDNAが挙げられる。大学発ベンチャーの出自は設立後50年を経ていたが、未来事業本部という形で再現されたのかもしれない。また、ヘルスケア領域においては後発者であったがゆえに、潜在的な将来性が高い市場に新規参入して市場を創造する、といった時代の動きに感度の高いアンテナを張って、将来を見据えてゴールを決め、バックキャスティングして今やるべきことを考える思考法が身についているように思える。

次に、外部者ゆえに事業の見方の転換ができたことが挙げられる。ヘルスケア業界では、安全性を担保するために多くの規制が課せられているが、それがサプライヤーにとっては高い参入の障壁で守られた事業環境になっている。業界全体が、規制を管理する行政や経済性をコントロールする健康保険制度を起点としたエコシステムになっているようにもみえる。また、根底には病気を治すという視点で事業の価値を考えるという思想があるように思える。

帝人社の在宅医療事業は、ヘルスケア業界のエコシステムにおいて、健康保険に加えたもう1つの起点を在宅医療現場に築いてきた。在宅医療の治療現場を支えるプラットフォームを構築して、プラットフォームと医療用医薬品で培った学会や行政との接点との連携を創出した。また、在宅医療製品と呼吸器系の医薬品などは販売シナジーが大きいと考え、MRを領域の専門家にせず、両方を売れるように育成もしている。さらに2000年代半ばからは、コールセンターやカスタマーサポートなどの仕組みの再構築を進めるなど、患者との関係性構築にもより力を入れている。東日本大震災においては、独自のシステムD-MAPにより被災地の患者の動向をいち早く把握し支援を実現、患者とのコミュニケーションに加え医療機関とも連携し適切なサポートを提供した。トップダウン的な病気を治すというアプローチに、ボトムアップ的な治療を受けやすくするというアプローチも加え、現場起点のエコシステムが形成され始めている。そこには新規参入者ならではの事業の見方が込められていると思われる。

▶その先にあるのは生活者コミュニティのヘルスケア

医師と患者をつなぐネットワークを生かして、より現場に近い地方自治体や地域コミュニティで介護や医療を支えるのが地域包括ケアシステムの考え方である。「ヘルスケアとITの融合」により、かかりつけ医をはじめ訪問看護師、薬剤師などの医療チームや、介護福祉士、ソーシャルワーカー、ケアマネジャーら幅広い職種が情報を共有し、切れ目なく連携することが可能になってきている。生活者、コミュニティといった介護や治療の現場目線で改めて事業を見直したときに、新たな参入のポイントがみえてくる可能性がある。

図表4-3-6　帝人社のヘルスケア事業の沿革①（医薬品事業）

年	医薬品事業					
	医療用医薬品			医薬品付帯事業		
				人工透析器	臨床検査	診断薬
1950年代						
1965	動物薬テフトールの原薬を武田薬品工業に販売					
1966						
1967						
1968						
1969	未来事業本部第三開発グループでスタディを開始				未来事業本部で臨床検査事業への参入を検討	
1970						
1971						
1972	第三製薬への出資	ベーリンガー・インゲルハイムと提携、合弁成立に合意				
1973		帝人フェーア・メディカル設立	帝人アルコン設立	人工腎臓の共同開発を武田薬品工業と合意		
1974			眼科の新薬「アムシノール」の導入の狙ったがFDAの承認を得られず	中空糸型ダイアライザーにアセテートの鹸化糸が用いられていたため事業化を検討。先発品のホルマリン滅菌法以外の方式での参入を狙ったが目途が立たない上、競合が増え価格低下したため共同開発を断念		
1975	第三製薬の90%を取得、社長を派遣して支配下に					
1976		ベーリンガー・インゲルハイムから資本の引き上げの申し出があり実質的に合弁事業終了				
1977		帝人フェーア・メディカルの合弁を解消し、100%子会社、帝人医薬とする			バイオサイエンスエンタープライズとの合弁により帝人バイオサイエンスラボラトリーズを設立し臨床検査事業に参入	
1978	第三製薬の出資比率を95%まで高めて、帝三製薬に改名	藤沢薬品工業と「ベニロン」「ワンアルファ」「ラキソベロン」を対象に販売提携契約を締結	合弁を解消し持ち株をアルコンに譲渡	高圧蒸気滅菌法による中空糸型透析器「TF-15」の製造認可を受け、扶桑薬品工業と独占販売権を付与する契約を締結	その後相手資本が何度か変わり最終的にスミスクライン・ベックマンに引き継がれた	
1979		緩下剤「ラキソベロン」の承認 免疫グロブリン製剤「ベニロン」の製造承認 首都圏の100病院のみに営業人員31人で対応				
1980		「ラキソベロン」の上市　「ベニロン」の上市 活性型ビタミンD3製剤「ワンアルファ」の製造承認				
1981		「ワンアルファ」の上市		肝不全と薬物中毒治療を適応症とした吸着型血液浄化器「ヘモセルス」を上市		
1982		営業人員57人に増加				
1983		去痰剤「ムコソルバン」の製造承認 「ワンアルファ」の骨粗鬆症への適用拡大承認 帝人医薬を吸収合併　自社営業対象病院200か所				
1984		「ムコソルバン」の上市				
1985		自社営業対象病院300か所		自社の溶融紡糸法によるフィン付き中空糸型透析器の開発に成功		
1986		製品開発領域を4分野に絞り込む		急性腎不全を抵抗症とした吸着型血液浄化器「TC-10（腎用）」を上市		
1987					スミスクライン・ベックマンが資本を引き揚げ	
1988		藤沢薬品工業から首都圏での営業を全面的に継承してMR107人				シノテストと業務提携して診断薬事業に参入
1989					100%子会社の帝人バイオ・ラボラトリーズに	首都圏一部は自社販売その他をシノテストに委託
1990						
1991		近畿圏における全面自販をMR85人で構築		ガンブロ（現バクスター）とジアセテート中空糸の供給契約締結		
1992						
1993		東海地区の全面自販をMR55人で確立				
1994				ジアセテート中空糸型高透過性膜透析器の事業化を決定		
1995						
1996		藤沢薬品工業から営業人員85名を受け入れ 全国での自販体制確立し営業人員420名体制に		帝人ガンブロメディカル株式会社を50対50の合弁会社として設立		診断薬事業撤退
1997						
1998						
1999				人工腎臓事業撤退を決定し、帝人ガンブロメディカル株式会社を解散		
2000						
2001						
2002					臨床検査事業撤退	

図表4-3-7　帝人社のヘルスケア事業の沿革②（在宅医療事業）

年	在宅医療事業				
	HOT（Home Oxygen Therapy）	新製品			訪問看護ステーション
		SAS(睡眠時無呼吸症候群)治療器	人工呼吸器	超音波骨折治療器	
1950年代	高分子化学の一環として薄膜研究を実施				
1965					
1966					
1967					
1968					
1969					
1970					
1971					
1972					
1973					
1974					
1975					
1976					
1977					
1978					
1979	酸素富化器の試作機完成				
1980					
1981					
1982	マイルドサンソTO-40（酸素濃度40%）の承認、販売開始				
1983					
1984	ジョン・バンの吸着型酸素濃縮器輸入承認取得				
1985	TO-40改良版の承認 健康保険の適用決定				
1986	騒音・振動問題を改善した自社設計製品TO-90（酸素濃度90%）を上市				
1987					
1988					
1989					
1990	1台1台の酸素濃縮器をモニタリングするスステムTHINKSを導入				
1991					
1992					
1993	地域ごとの販売会社を設立開始				
1994					
1995		レスメドからCPAP「スリープメイト」のOEM供給を受け市販開始		エクソジェンの超音波骨折治療器「セーフス」の日本における独占契約を締結	
1996				「セーフス」の輸入承認を獲得	
1997	全国6販売会社体制の確立		レスメド製の「NIPネーザル」の販売開始	「セーフス」の保険適用	
1998					
1999		コンピュディックのスリープウォッチャーの試販開始			
2000					訪問看護ステーションを全国7か所に設置
2001					ジャパンケアサービスとの提携血糖自己測定器「アトラスト」の販売開始
2002					

第4章

ヘルスケア事業を中核に育てる：Philips、富士フイルムの事例

ヘルスケア市場は成長市場ゆえ、異業種からの参入が後を絶たない。半導体、電子部品などのエレクトロニクス関連企業は、家電、AV、ゲームといった大口需要の縮小を受けて、ヘルスケア市場を車載、産業機器、エネルギーなどとならぶ成長市場に位置付けて参入のターゲットとしてきた。大手繊維・化学メーカーの多くにも同様の動きがみられ、これらの中からは本業に次ぐ「第二の柱」をヘルスケア市場に打ち立てた企業も数多く現れている。

本章ではさらに踏み込んで、ヘルスケア市場に参入し、これをコア事業にまで昇華させた事例を取り上げてみたい。言ってみれば「軸足」の入れ替えに成功した企業である。取り上げたいのは、エレクトロニクス企業からヘルスケア企業へ変貌を遂げたオランダのPhilips社、そして写真フィルムを中心としたイメージングカンパニーからヘルスケア企業に変貌を遂げつつある富士フイルム社の2社である。両者は細部ではかなり異なる手法を用いているものの、大局的にみると「大胆な経営資源の組み替え、シフトによってコア事業の入れ替えに成功した」という共通点を見出すことができる。

コア事業の変貌を遂げたPhilips

Philips社といえばかつてはコンシューマーエレクトロニクスの世界的なブランドであり、日本国内でもおなじみである。現在でも国内の家電量販店に行けば同社の電動歯ブラシ（ソニックケアー）、シェーバー、

調理家電などを目にする機会も多い。他方で画像診断機器をはじめとする医療機器の分野でもリーディングカンパニーとしてのポジションを従前から形成しており、近年は特にサービス、コトの提供を組み込んだ新たなビジネス展開に注目が集まっている。2019年のPhilips社の売上高構成比をみると、医療機器等をはじめとするヘルスケア分野[1]が68%、シェーバーや美容家電などのパーソナルヘルス分野が30%と、ほぼこの2つの事業分野で構成される会社に生まれ変わっている。

▶ Philipsの業績推移

図表4-4-1は2000年から2019年までのPhilips社の業績推移を表したグラフである。2000年当時の売上高が37,862百万ユーロだったのに対して、2019年は19,482百万ユーロと、売上規模はなんと半減に近い減少となっている。次に営業利益率をみると、2000年が11.2%、翌2001年には一気に▲4.3%と赤字に転落する。その後は浮沈を繰り返すが、2011年に赤字となって以降は徐々に収益性を高め、2016年以降は再び10%に迫る水準に回復している。株価については2020年現在で45ドル

図表4-4-1　Philips社の業績推移（売上高・営業利益率）[2]

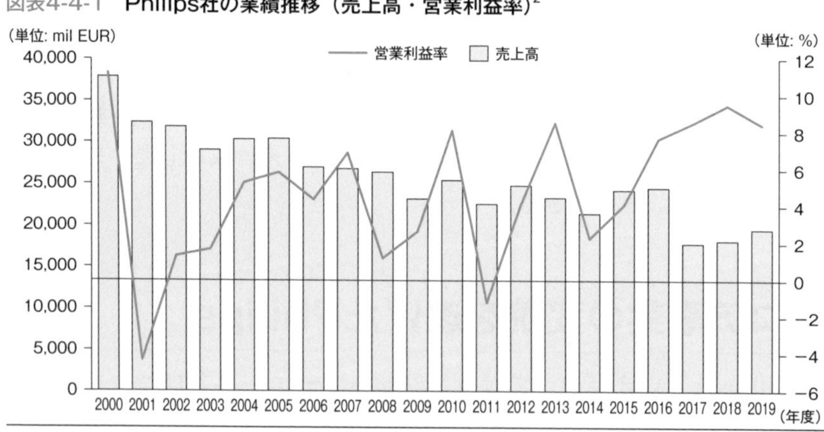

1　“Diagnosis & Treatment”と“Connected Care & Health Informatics”の合計
2　Philips社 IR

図表4-4-2　Philips社の売上高推移（セグメント別）[2]

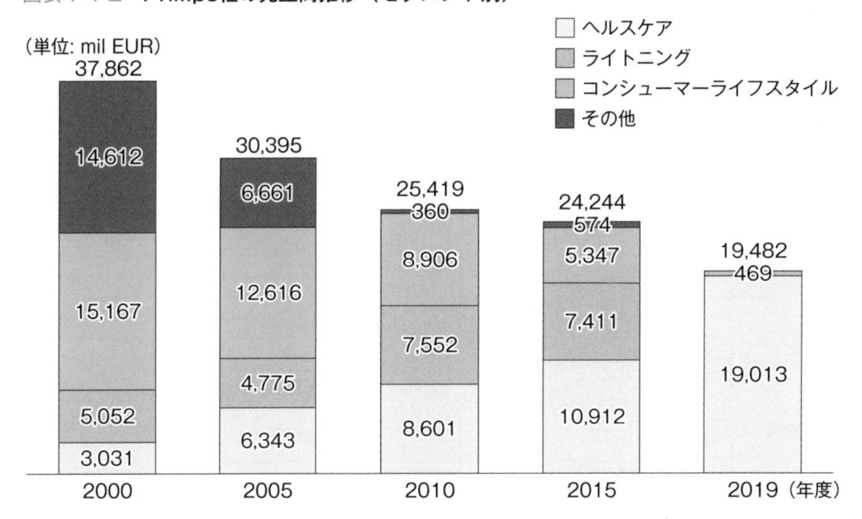

前後、PER30倍前後の水準での推移となっている。

収益率や株価の変化以上に注目すべきなのは事業構成の変化である。図表4-4-2はPhilips社の事業別売上を経年で追ったものである。ヘルスケア分野が一貫して拡大している一方で、ヘルスケア以外の事業は照明事業を含めほぼ姿を消した。グループの売上規模はおよそ半分にダウンサイジングされたが、中身は名実とも完全にヘルスケア企業に生まれ変わっている。

▶ PhilipsのM&Aの歴史

Philips社が変貌を遂げてきた経緯は、M&Aの歴史であると言っても過言ではない。図表4-4-3は公開されているM&Aの中でも規模が大きく、エレクトロニクスからヘルスケアへの事業の組み替えに影響があったもののみを抽出している。

ヘルスケア分野においては、ほぼ一貫して買収を仕掛けている。ここにはAgilent Technologies社の医療機器部門の買収（2001年、買収額

図表4-4-3　Philips社 M&Aの歴史
（ヘルスケア、コンシューマー、半導体、家電、TV・AV、照明、その他分野）

年	区分	関連セグメント	買収・売却対象
2000	買収	半導体	TSMC
	買収	ヘルスケア	MedQuist
	買収	コンシューマ	Optiva
	買収	半導体	MiCRUS
	買収	その他	Atos Origin
	売却	半導体	Advanced Ceramics & Modules business
2001	売却	その他	Philips Consumer Communications
	買収	ヘルスケア	Marconi
	買収	照明	Lumisistemas/Helfont
	買収	ヘルスケア	Agilent Technology Inc
	その他	TV・AV	LG Electronics
2002	買収	半導体	Ishoni NetWorks
	買収	ヘルスケア	Richardson Electornics
	売却	その他	Group SAGEM
	買収	ヘルスケア	TechnoFusion
	売却	TV・AV	Satellite Master Antenna Television
	売却	TV・AV	DENON
	売却	ヘルスケア	Spectrics plc of Egham
	その他	ヘルスケア	
	売却	コンシューマ	payer shavers
	売却	TV・AV	Communication, Security and Imaging
	売却	その他	Philips Contract Manufacturing Services
	売却	ヘルスケア	Health Care Products Group
	買収	半導体	part of the Marconi Medical Systems
2003	買収	その他	InterTrust Technology Corporation
	買収	その他	BenQ
	買収	その他	Arcadyan venture
	売却	半導体	TSMC
2004	買収	その他	Industriegrundstuecks-Verwaltungs GmbH
	買収	コンシューマ	Gemini Industries
	売却	ヘルスケア	Philips HeartCare Telemedicine Services
	売却	TV・AV	Philips Consumer Electronics Industries Poland
2005	買収	ヘルスケア	Stentor
	買収	照明	Lumileds
	売却	TV・AV	Connected Displays
	売却	TV・AV	LG. Philips LCD
	売却	半導体	TSMC
	売却	その他	Atos Origin
2006	買収	コンシューマ	Lifeline Systems Inc.
	買収	ヘルスケア	Witt Biomedical
	買収	コンシューマ	Avent
	買収	ヘルスケア	Intermagnetics General Corporation
2007	買収	照明	Parters in Lighting
	買収	照明	Color Kinetics
	売却	TV・AV	LG. Philips LCD
2008	買収	照明	Genlyte
	買収	ヘルスケア	Respironics
	買収	ヘルスケア	VISICU
2009	買収	家電	Saeco
2014	買収	照明	General Lighting Company
2015	買収	ヘルスケア	Volcano
2016	売却	照明	Philips Lighting
2017	売却	照明	Lumileds and Automotive business
	買収	ヘルスケア	Spectranetics Corporation
	売却	照明	Philips Lighting
2018	買収	ヘルスケア	EPD Solutions Ltd.

2,000百万ユーロ)、呼吸器・睡眠治療器を扱うRespironics社の買収(2007年、同3,196百万ユーロ)、Spectranetics社の買収(2017年、同1,908百万ユーロ)といった大型案件も含まれ、ヘルスケア企業としての機軸を構成する事業を複数獲得している。

一方でテレビ、半導体、照明の各事業に関しては、最終的には揃って売却・撤退に至っている。テレビ事業、照明事業に関しては撤退を決定した時点で世界トップシェアを誇る事業であったにもかかわらず、である。

Philips社のヘルスケア企業への変貌過程を語る上では買収劇もさることながら、やはりこの撤退劇に注目せざるを得ない。各事業の撤退について、もう少し詳しくみていきたい。

▶半導体事業の撤退

半導体事業の撤退は、全社戦略との不一致、収益性の低さ、投資額の大きさ、といった理由から決断に至ったと理解できる。「顧客・マーケット志向のブランド」が全社方針として掲げられた2004年以降、特定仕向け先を取引相手とする半導体事業はやや浮いた存在となってしまった。業績もITバブル崩壊の影響を受けて2000年に赤字化、その後の構造改革によっていったんは黒字化するが、収益規模に見合わないであろう巨額の投資が継続的に必要とされるという見通しもあり、半導体事業は整理の対象との判断が下った。撤退の意思は2006年に明らかにされ、半導体事業会社であったPhilips Semiconductors社の株式の80%は投資ファンドであるKKR社などに売却され、同時に社名もNXP社に改められた。その後、NXP社が上場を果たした2010年、Philips社は残りの持ち分20%を売却している。そして製造委託先であった台湾TSMC社の保有株式も、これと並行して2008年までに徐々に売却された。

▶テレビ事業の撤退

テレビ事業は2005年時点でサムスン電子社、シャープ社を抑えて世界トップシェア[3]のポジションを獲得していた。しかし、2000年以降には既に韓国、中国といったアジアメーカーとの競争が激化しており、それに伴う販売価格の低下の影響で収益が悪化していた。2005年にPhilips社はテレビ事業内でのセグメントの取捨選択に着手、エントリーセグメントの一部を売却し始める。2010年以降は各国のパートナーに対する事業売却を加速させ、同時にブランドライセンス化を押し進めた。結果として2015年時点でPhilips社にはテレビ事業に関するアセットがほぼなくなり、およそ10年にわたるテレビ事業からの撤退戦が終了した。

▶照明事業の撤退

照明事業もテレビ事業同様、世界トップシェアのポジションを構築していた事業である。テレビの技術がブラウン管から液晶にシフトしていったのと同様、2000年の初頭には照明技術においても従来の蛍光灯や白熱電球といった技術からLED照明への転換が始まっていた。2000年から2014年までのM&Aの履歴をみると、Philips社の照明事業においてもこの時点ではまだ買収が行われていたことがわかる。しかしLED化で器具そのものが著しく長寿命化したこと、器具の構造もモジュール化が進み、デバイス供給業者とアセンブルメーカーにバリューチェーンが分かれ、それぞれへの参入が活発化したことなどから、徐々にLED照明業界の競争環境が厳しくなる見通しが明らかになってきた。すると2014年、Philips社は祖業である照明事業撤退の方針を明らかにする。中核事業会社であったPhilips Lighting社は分離上場（2016年）、米国子会社はファンドへの売却（2016年）という形で相次いでグループを離れ、

3　DisplaySearch社、薄型テレビの出荷台数ベース。

2017年にはほぼ撤退が完了した。

▶なぜ大胆な事業組み替えが実現できたのか？

Philips社では、外部に公表されていないものも含めると図表4-4-3に示した以上の数のM&Aが実行されていたと思われる。ただ一般的な欧米大手企業と比較しても、Philips社が手掛けたM&Aの件数は特別に多いとは言えないだろう。Electrolux社、GE社といった企業もまた、おびただしい数の買収と売却を経て現在の業容を形成してきた。そういう意味では欧米大手企業は国内企業と比べて、もともとかなり「基礎代謝」が高い状態にある。

しかしながらM&Aに積極的なすべての企業が、Philips社のようにコア事業の入れ替えに至るわけではない。Philips社の事業組み替えのポイントは、事業撤退に伴って、その都度きちんとキャッシュを確保し、それを次世代の中核事業と位置付けたヘルスケアの資源獲得に集中投入したことにある。ヘルスケア事業を成長の核に据えることがビジョンとして明確に共有されていたことに加えて、撤退を進めるプロセスにもいくつか注目すべきアプローチを見出すことができる。

1つは撤退に際する手数の豊富さが挙げられる。上場、ファンドへの売却、事業会社への売却、パートナーへの売却など方法も様々であり、事業を売却するプロセスにおいても、持ち分を段階的に売却するなど都度の臨機応変な対応がみられる。事業価値がある程度高い段階でこれらを仕掛けることにより、主導権・交渉力を持ってプロセスを進め、獲得するキャッシュを最大化している。

次にアセットライト化によるリスクの低減、身軽さの確保、つまり従前から周到に撤退障壁を下げる取り組みを行っていたことが挙げられる。半導体事業は業界の先陣を切っていち早くファブライト化を進めており、製造委託先の1つで、後に世界最大のファウンドリ企業となる台湾TSMC社との関係も1987年から構築していた。テレビ事業でも世界トップシェアを誇っていた2005年に既にエントリーセグメント事業を売却、各国パートナーへのライセンス供与の動きなどを進めていた。

▶変革に向けた意志統一

加えて、これだけ大きな企業グループを「ヘルスケア企業への変貌」というゴールに向けて意思統一してきた組織のマネジメント手法にも見所が多い。2020年時点で現任のCEOであるFrans van Houtenは2011年に着任した。この時点でPhilips社は半導体事業の撤退を完了、テレビ事業の撤退をまさに本格化させた時期であった。祖業である照明事業では、白熱電球からLEDへの転換もこなし、さらなる成長を目指した買収が続いてもいた。しかし、Houten CEOの就任から3年後に照明事業の撤退が明らかにされる。まさにHoutenを中心としたマネジメントチームの仕事であったと言える。いくら次世代の中核事業と位置付けたヘルスケア事業が順調に成長しているとはいえ、グループ全体での売上規模は右肩下がり、さらに祖業でありその時点で安定した収益を稼ぎ出していた照明事業の売却となると、社内にはそれなりの不安、抵抗もあったと想像される。Houtenはマネジメントのメンバーがヘルスケア事業への変革の意志を真に有するかどうかを見極めることを目的に、過酷な大自然の中でのキャンプを計5回にわたって実施したという。キャンプ中はインターネット接続もできない中で集中的な討議セッションが開催され、今後の経営方針について徹底的な話し合いが行われた。このキャンプは国内企業でもしばしば行われる「チームビルディングのための役員合宿」といったものとはかなり趣きが異なり、セッションを通じて改革の意志のない者があぶり出された場合には、その者をマネジメントチームから排除する、という厳しい人事的措置とセットで実施されたものであった。結果として変革に向けて意思統一されたチームが組成され、照明事業の撤退を含めた事業の組み替えは加速していくこととなる。

▶ヘルスケア企業としてのPhilipsの戦略

Philips社のヘルスケア事業の戦略的特徴は、一言で言うと「デバイスの導入ベースを活用したデータ利活用ビジネス」を指向している点にある。デバイスには医療機関で利用されている医療機器や情報システム、一般消費者が使う機器・システムの両方がこのコンセプトに含まれる。デバイスの導入・購入（モノ売り）はもちろん基本的に有償となるが、後に控えるデータ利活用サービス（コト売り）を見据えて戦略的な価格設定・価格運用がなされている。データ利活用の部分では、デバイスから収集したデータを用いたAI画像診断、AI病理解析などの提供にチャレンジしている。そしてこれらのサービスを提供するためにクラウド上に独自プラットフォーム"HealthSuite"を展開し、「専門医療とパーソナルヘルスの融合」「デジタルによる医療、ケアの最適化」の実現を目指している[4]。

この15年間「ブランドの確立」を重視してきたPhilips社は、医療機関などの専門家のみならず、コンシューマー向けにもブランドの訴求を怠らなかった。これによってブランド認知がKFSとなるサービスビジネスの展開にも道が拓けたと言えるだろう。

事業ポートフォリオを入れ替えた富士フイルム

富士フイルム社の変貌ストーリーは既に数多くのメディアや書籍で紹介され、複数のビジネス・スクールでケーススタディとしても取り上げられている。その要諦は「写真フィルムにおけるコア技術をヘルスケア関連製品の開発に応用したテクノロジー・トランスファー（技術移転）の成功例」であり、経営的には2000年にCEOに就任した古森重雄社長

4　フィリップス・ジャパン社『フィリップスのヘルステックが実現する価値創造 No.1 ヘルステックカンパニーを目指して』、2018年

(現会長）が2004年に中期経営計画「VISION75」を打ち出してこの変革を牽引した。そして2007年に機能性化粧品ブランドである「アスタリフト」を上市し、その後わずか4年で売上高100億円を超えるブランドに成長させたこと、2008年に医薬品製造の富山化学工業社を買収したことなどは、この取り組みが軌道に乗ったことを象徴する事実として紹介されている。

そして実際にはこれらの動きと並行して、写真フィルム事業の大幅縮小と、それに伴う大規模な構造改革が断行された。さらにその傍らでは、米国Xerox社との合弁会社であった富士ゼロックス社株の買い増し（2001年に50%から75%、2019年に100%）が実行され、「ポスト写真フィルム」の業績基盤が整えられていった。つまり富士フイルム社もまた、Philips社と同様に祖業であった事業を大幅縮小することによって変貌を遂げた企業であったと言える。

▶急激な事業環境の変化と構造改革による止血

富士フイルム社の祖業であり中核事業であった写真フィルムの市場は、2000年をピークに縮小に転じ、その後2003年を過ぎた頃から縮小ペースに加速度がついた。富士フイルム社が公開している市場規模推移データ[5]を参照すると、ピークとなった2000年の需要を100としたとき、2005年時点で需要は50まで減少（年平均▲13%）、さらに2010年には10まで減少（年平均▲27%）している。1990年代末期に一時レンズ付きフィルム「写ルンです」の販売が好調となったこともあって、2000年を過ぎたあたりでもまだ富士フイルム社の周辺では「写真フィルムの需要はもうしばらく継続するのではないか」という楽観論が若干残っていたようである。しかし、実際の市場の縮小はそうした楽観論を退けるのに十分な勢いで進んでしまった。

5　富士フイルムホールディング社『富士フィルムグループ 事業概要』、2020年

古森社長（当時）はこうした事業環境の急変に対応して2004年にVISION75を発表して以降、「スリム&ストロング」を掲げて大胆な構造改革に踏み切っている。慶應義塾大学ビジネス・スクールが作成したケースによると、写真フィルム事業の撤退に伴う構造改革によって削減された社員は5,000人、配置転換となったグループ社員は1万5,000人、既にビジネスが成り立たなくなっていた写真関連の大手特約店4社については債権を放棄した上で営業権を買い取り、会社を辞めていく社員に対して特約店が退職金を払えるようにもしたという。こうした費用も含めれば構造改革費用の総額は2,000億円以上にのぼったとされる。同社の有価証券報告書によると、実際に同社が計上した構造改革費用は2006年3月期に860億円、2007年3月期に1,164億円となっており、2期累計で2,024億円にのぼる。そしてリーマンショック後の2009年度、富士フイルム社は再び5,000人規模の構造改革を断行している。結果として2010年3月期に1,437億円、2011年3月期に317億円の構造改革費用を計上した。

▶富士ゼロックス社の中国事業権獲得と連結子会社化による新たなキャッシュエンジンの取り込み

古森社長の就任と時期を同じくして、子会社の富士ゼロックス社との関係においてもいくつかの変化が起こっている。まず2000年12月、富士ゼロックス社は業績不振に苦しむ米国Xerox社から中国での事業権を取得する。その直後の2001年3月、富士フイルム社は富士ゼロックス社の発行株式総数の25%を追加取得、出資比率が75%となる。1962年の創業以来40年近く、英国Rank Xerox社と富士フイルム社の50：50の合弁会社として歩んできた富士ゼロックス社は、ここで富士フイルム社の連結子会社となったのである。2002年3月期のドキュメントソリューションセグメント（≒富士ゼロックス社の業績）の売上高は9,428億円、営業利益は373億円であった。既に2000年に中国の事業権を獲得して

図表4-4-4　富士フイルム社の事業構成[5]

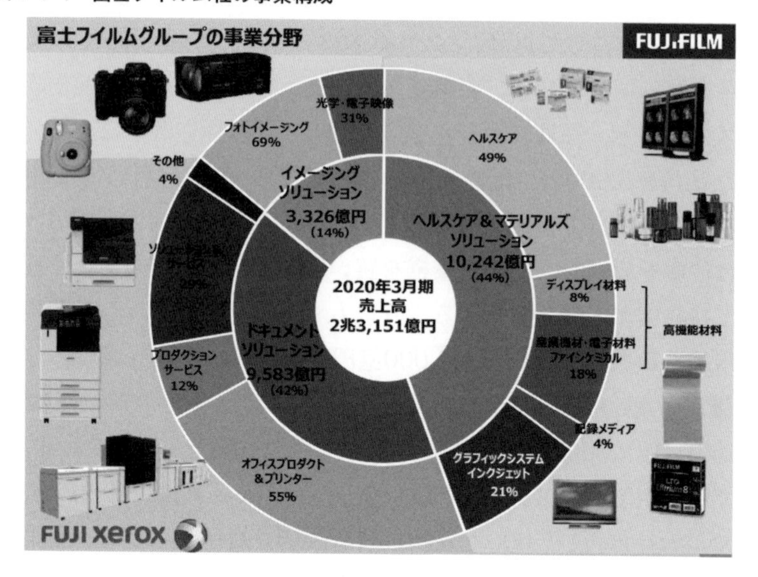

いた富士ゼロックス社は、中国をはじめとするアジア経済の成長の後押しを受ける形でその後も成長し、2008年3月期の同セグメント売上高は1兆2,000億円、セグメント営業利益は866億円に達した。2008年3月期の富士フイルム社の連結売上高は2兆8,468億円、同営業利益は2,073億円なので、ドキュメントソリューション事業の売上、利益はいずれもグループ全体の4割強を占めるに至っていた。

▶現在の富士フイルム

古森社長の指揮下で富士フイルム社は富山化学工業以外にもライフサイエンス分野、材料分野、プリンター関連分野などで多くの買収を手掛けた。結果として現在の事業構成は図表4-4-4のような形である。2020年3月期の売上高は2兆3,151億円、内訳をみると最大セグメントであるヘルスケア＆マテリアルズソリューションが1兆242億円（構成比44%）、ドキュメントソリューションが9,583億円（同42%）、イメージングソリューションが3,324億円（同14%）となっている。ドキュメントは富士ゼロックス社の事業、イメージングはインスタントカメラのチェキやデジカメ、写真プリントビジネスなどが含まれるセグメントである。そしてヘルスケア＆マテリアルズソリューションのおよそ半分は高機能材料やインクジェット、記録メディアのビジネスであり、残るヘルスケア事業の売上高規模は5,021億円ということになる。この中に医療機器をはじめとするメディカルシステム、化粧品、サプリメント等のライフサイエンス、医薬品・バイオ医薬品・再生医療などが含まれる。ヘルスケア事業売上が連結売上高全体に占める割合は22%に過ぎないが、ドキュメントソリューション事業を除いた1兆3,568億円を分母にした構成比でみれば37%を占めている。つまりドキュメントソリューションを除いた「旧富士フイルム社」においては、既にヘルスケアが構成比で4割近くを占める中核事業となっているのだ。

2020年6月時点で同社が公開する「事業概要説明資料」をみると、事業の説明に割かれている30ページのうちおよそ半分の14ページをヘルスケア関連の事業が埋めており、そこには「診断・治療・予防の幅広い領域にビジネスを拡大している」旨が訴求されている。

Philipsと富士フイルムの共通点、相違点

欧州オランダのPhilips社、国内の富士フイルム社と、異業種からヘルスケア市場に参入してこれをコア事業に昇華させた2社の事例をみてきた。改めて共通点、相違点を整理すると以下のようなことが言える。

〈共通点〉

・企業ビジョン、成長戦略に基づいて経営資源のシフトを大胆に実行
・M&Aを積極的に活用した事業の組み替え
・戦略の明確化とトップの強力なリーダーシップ

〈相違点〉

・ブランドをコアの経営資源とみなしたPhilips社 vs
　ファインケミカル技術をコアの経営資源とみなした富士フイルム社
・撤退に伴う事業売却で創出したキャッシュを成長投資にあてた
　Philips社 vs 周辺事業を一部内部化しながら構造改革を断行した
　富士フイルム社
・「次世代の中核事業」に資源を集中し、他の事業からすべて撤退して
　ダウンサイジングを図ったPhilips社 vs 事業の多様性と規模をある
　程度維持しつつ絡め手で収益を上げている富士フイルム社

3つ挙げた相違点の中でも、特に違いが際立っているのが、3つ目の現在の事業構成である。ほぼヘルスケア一本足となったPhilips社に対して、富士フイルム社は実に多様な事業から収益を生み出している。興味深いのはインスタントカメラのチェキ、記録メディア事業など、既に枯れたと思われている市場で残存者利益を細々と稼ぎ続けていることである。かつて写真フィルム一本足で急激な環境変化から危機に陥った経験が記憶に新しい富士フイルム社は、事業変革に際してもリスク分散意識が一段と高く、持久力のあるキャッシュエンジンを複数備えた上で中長期的な視座に立った成長を志していると捉えることができる。

一見、この2社の対比においては集中と選択の徹底、スピーディーなM&Aの実行、ヘルスケア事業における成長戦略のわかりやすさなどでPhilips社の印象が鮮やかである。だが、富士フイルム社の中長期的な視座に立った成長志向は、より現実的かつ国内のステークホルダーの理解を得やすいアプローチであると言える。

あとがき

家電メーカーのシャープ社が、マスク製造に乗り出し人気を博したことは記憶に新しい。第1回の抽選販売には約470万件の応募があり、マスク不足が解消されてもシャープ製マスクの人気は続いた。改めて日本企業のモノづくりへの信頼感とシャープ社のブランド力をみせつけられた形になった。

しかし、一家電メーカーが社会問題化していたマスク製造に取り組み、社会に貢献したという話だけでは終わらない。実は、シャープ社はCOVID-19以前から医療福祉分野への参入に取り組んできた。既に「ヘルシオホットクック」などの調理家電を手掛け、健康な食生活を支援する製品を発売している。また、2020年9月には、空気清浄機に搭載されている独自技術「プラズマクラスター」が、限られた実験条件下ではあるものの新型コロナウイルス抑制効果があったと発表し、ヘルスケア領域での技術活用を模索している。さらに、2020年10月、戴正呉会長兼最高経営責任者（CEO）は、「健康や医療、介護の分野における取り組みをより重点的に展開していく」と明言した。エレクトロニクスだけでなく、ヘルスケアを第2の成長エンジンとして取り込もうとしている。今回のマスク製造の取り組みは、社会貢献者としての評価を高めただけでなく、ヘルスケアとシャープ社のブランドイメージを近付けることに成功し、プラスの財産としてヘルスケア事業強化の布石になるに違いないと我々はみている。

本書で紹介した中でも、古くは富士フイルム社の事業ポートフォリオ変革、最近ではLINE社のオンライン診療参入など、非ヘルスケア企業によるヘルスケア参入の事例は多い。既に「すべての企業はヘルスケア事業者になる」という潮流は引き起こされている。ひるがえって、あなたの関わる会社はどうだろうか？　コロナ禍により、「当たり前のことが当たり前でなくなる」「ビジネスと健康・生命は切っても切れない」ことを誰もが肌で感じたはずであり、本書をお読みいただいたのであれば、自分の会社、顧客の会社は、ヘルスケアとは関係ないとは言えないことがご理解いただけたはずだ。そして、ヘルスケアを自社の成長に取り込むにはどうすればよいか、さらにその先の、我が社がヘルスケア事業者になるにはどうすればよいか、という課題感を感じていただければ、本書の目的は果たせたと言える。

現実問題としてどう動くべきか、という次のステップに至り、壁に突きあたった場合には、ぜひ弊社に相談していただきたい。本書を書き上げたコンサルタント達が、ヘルスケア事業者への進化に向けた伴走者として、お役に立てるかもしれない。

最後に、謝辞を以って本書を終了したい。作成にあたって多くのクライアント、社員、関係者にサポートをいただいた。日本医療企画の小野良子さんには特に御礼申し上げたい。企画、原稿づくり、図表づくりなど、本書のプロジェクトをリードしたマネージャーの山田修平をはじめ株式会社ピー・アンド・イー・ディレクションズ社員にもここに御礼を記しておきたい。

株式会社ピー・アンド・イー・ディレクションズ
代表取締役
島田 直樹

参考資料

◆本書に登場する主なヘルスケア事業者一覧

※以下の条件に従って、ヘルスケア事業者の一覧を掲載した。
①ヘルスケアに関係する事業を行っている
②M&A等の事例で触れた事業者のうち、現在のヘルスケア関連事業に関係している
なお、他業界からのアナロジーや本論と外れる内容で触れた事業者、歴史を振り返る際に登場した事業者は除外した。

部	章	企業名	公式HP URL
第1部	第1章	武田薬品工業株式会社	https://www.takeda.com/ja-jp/
		Shire plc	-
		大日本住友製薬株式会社	https://www.ds-pharma.co.jp/
		Roivant Sciences Ltd.	https://roivant.com/
		アステラス製薬株式会社	https://www.astellas.com/jp/ja/
		Audentes Therapeutics, Inc.	https://www.audentestx.com/
		The Blackstone Group Inc.	https://www.blackstone.com/
		エーザイ株式会社	https://www.eisai.co.jp/index.html
		田辺三菱製薬株式会社	https://www.mt-pharma.co.jp/
		日医工株式会社	https://www.nichiiko.co.jp/
		沢井製薬株式会社	https://www.sawai.co.jp/
		東和薬品株式会社	https://www.towayakuhin.co.jp
		株式会社スズケン	https://www.suzuken.co.jp/
		東邦ホールディングス株式会社	https://www.tohohd.co.jp/
		株式会社マツモトキヨシホールディングス	https://www.matsumotokiyoshi-hd.co.jp/index.html
		株式会社ココカラファイン	https://corp.cocokarafine.co.jp/index.html
		株式会社ツルハホールディングス	https://www.tsuruha-hd.co.jp/
		JR九州ドラッグイレブン株式会社	https://www.drugeleven.com/
		ウエルシアホールディングス株式会社	http://www.welcia.co.jp/ja/index.html
		金光薬品株式会社	https://welcia-kanamitsu.com/
		株式会社アインホールディングス	https://www.ainj.co.jp/
		日本調剤株式会社	https://www.nicho.co.jp/
		桜十字グループ	https://www.sakurajyuji.jp/
		スギホールディングス株式会社	https://www.sugi-hd.co.jp/
		株式会社M-aid	https://m-aid.jp/

部	章	企業名	公式HP URL
第1部	第2章	AstraZeneca PLC	https://www.astrazeneca.com/
		Vida Health, Inc.	https://www.vida.com/
		Grab Holdings Inc.	https://www.grab.com/sg/
		平安健康医疗科技有限公司 (Ping An Good Doctor)	http://www.pagd.net/?lang=EN_US
		Omada Health, Inc.	https://www.omadahealth.com/
		中国平安保险（集団）股份有限公司	https://www.pingan.com/
		Google LLC	https://about.google/
		Teladoc Health, Inc.	https://www.teladochealth.com/
		Livongo Health, Inc.	https://www.livongo.com/
	第3章	Google LLC	https://about.google/
		Apple Inc.	https://www.apple.com/
		Facebook, Inc.	https://about.fb.com/
		Amazon.com, Inc.	https://www.aboutamazon.com/
		Fitbit, Inc.	https://www.fitbit.com/jp/home
		Fossil Group, Inc.	https://www.fossilgroup.com/
		Verily Life Sciences, LLC.	https://verily.com/
		Gliimpse Inc.	http://www.gliimpse.com/
		Beddit Oy	https://www.beddit.com/
		Tueo Health, Inc.	-
		CTRL-Labs Corporation	https://ctrl-labs.com/
		PillPack, Inc.	https://www.pillpack.com/
		Health Navigators, LLC	https://www.healthnavigator.com/
		Giant Eagle, Inc. (Giant Eagle Pharmacy)	www.gianteagle.com
		百度公司（Baidu, Inc.）	https://www.baidu.com/
		阿里巴巴集团控股有限公司 (Alibaba Group Holding Limited)	https://www.alibabagroup.com/en/global/home
		騰訊控股有限公司 (Tencent Holdings Limited)	https://www.tencent.com/
		健康之路（中国）信息技术有限公司 (yihu.com)	https://www.yihu.com/
		北京康夫子健康技術有限公司	-
		百度健康（北京）科技有限公司 (Baidu Health Technology)	-

部	章	企業名	公式HP URL
第1部	第3章	阿里健康信息技术有限公司 (Alibaba Health Information Technology Ltd.)	https://www.alihealth.cn/
		愛康国賓健康管理集団 (iKang Healthcare Group, Inc.)	https://mall.ikang.com/
		美年大健康产业控股股份有限公司 (Meinian Onehealth Healthcare (Group) Co., Ltd)	http://www.health-100.cn/
		エムスリー株式会社	https://corporate.m3.com/
		PICOOC Technology Co., Ltd.	https://www.picooc.com/en/index.html?lag=en
		水滴公司（Waterdrop Inc.）	https://shuidihuzhu.com/
		企鵝杏仁（Tencent Trusted Doctors）	https://www.doctorwork.com/index/pc/
		微医云（杭州）控股有限公司 (WeDoc Cloud (Hangzhou) Holdings Co., Ltd.)	https://www.guahao.com/
	第4章	LINEヘルスケア株式会社	https://linehealthcarecorp.com/ja
		LINE株式会社	https://linecorp.com/ja/
		エムスリー株式会社	https://corporate.m3.com/
		Amazon.com, Inc.	https://www.aboutamazon.com/
		PillPack, Inc.	https://www.pillpack.com/
		Health Navigator, LLC	https://www.healthnavigator.com/
		DeSCヘルスケア株式会社	https://desc-hc.co.jp/
		株式会社ディー・エヌ・エー	https://dena.com/jp/
		メットライフ生命保険株式会社	https://www.metlife.co.jp/
		近鉄不動産株式会社	https://www.kintetsu-re.co.jp/index.html
		大和ハウス工業株式会社	https://www.daiwahouse.co.jp/index.html
		名鉄不動産株式会社	https://www.meitetsufudosan.co.jp/
		国立研究開発法人国立循環器病研究センター	http://www.ncvc.go.jp/
		西日本電信電話株式会社	https://www.ntt-west.co.jp/
		ドコモ・ヘルスケア 株式会社	https://www.d-healthcare.co.jp/
		Apple Inc.	https://www.apple.com/
		任天堂株式会社	https://www.nintendo.co.jp/index.html
第2部	第1章	医療法人社団 慶成会 青梅・よみうりランド慶友病院	https://www.keiyu-hp.or.jp/
		アステラス製薬株式会社	https://www.astellas.com/jp/ja/
		Welldoc, Inc.	https://www.welldoc.com/

部	章	企業名	公式HP URL
第2部	第2章	株式会社ヨドバシカメラ	http://www.yodobashi.co.jp/company/index.html
		アスクル株式会社	https://www.askul.co.jp/kaisya/
		日本調剤株式会社	https://www.nicho.co.jp/corporate/
		エーザイ株式会社	https://www.eisai.co.jp/index.html
		大正製薬ホールディングス株式会社	https://www.taisho-holdings.co.jp/
		ドクタープログラム株式会社	http://www.drprogram.co.jp/
		ダイドードリンコ株式会社	https://www.dydo.co.jp/
		キューサイ株式会社	https://corporate.kyusai.co.jp/
		楽天株式会社	https://corp.rakuten.co.jp/
		富士フイルム株式会社	https://www.fujifilm.com/jp/ja
		共同印刷株式会社	https://www.kyodoprinting.co.jp/
	第3章	RIZAPグループ株式会社	https://www.rizapgroup.com/
		株式会社 FiNC Technologies	https://company.finc.com/
		TytoCare Ltd.	https://www.tytocare.com/
		株式会社MICIN	https://micin.jp/
		株式会社メドレー	https://www.medley.jp/
		MRT株式会社	https://medrt.co.jp/
		株式会社オプティム	https://www.optim.co.jp/
		LINE株式会社	https://linecorp.com/ja/
		株式会社FABRIC TOKYO	https://corp.fabric-tokyo.com/
		株式会社Sparty	https://www.sparty.jp/
	第4章	株式会社マツモトキヨシホールディングス	https://www.matsumotokiyoshi-hd.co.jp/
		大正製薬ホールディングス株式会社	https://www.taisho-holdings.co.jp/
		ウエルシアホールディングス株式会社	http://www.welcia.co.jp/ja/index.html
		オムロン ヘルスケア株式会社	https://www.healthcare.omron.co.jp/
		株式会社 明治	https://www.meiji.co.jp/
		一般財団法人日本ヘルスケア協会	https://jahi.jp/
		カーブスジャパン社	https://www.curves.co.jp/
		Curves International, Inc.	http://www.curves.com/
		デザイナーフーズ株式会社東京本社	https://www.designerfoods.net/
		株式会社シジシージャパン	http://www.cgcjapan.co.jp/index.php
		Amazon.com, Inc.	https://www.aboutamazon.com/
		PillPack, Inc.	https://www.pillpack.com/
		Walmart Inc.	https://corporate.walmart.com/

部	章	企業名	公式HP URL
第2部	第4章	Care Zone Inc.	https://carezone.com/
		ジェイフロンティア株式会社	https://jfrontier.jp/
	第5章	株式会社Mealthy	https://mealthy.co.jp/
		エヌ・ティ・ティ・コムウェア株式会	https://www.nttcom.co.jp/
		株式会社 FiNC Technologies	https://company.finc.com/
第3部	第1章	Amazon.com, Inc.	https://www.aboutamazon.com/
		Whole Foods Market, Inc.	www.wholefoodsmarket.com
		Trader Joe's Co.	https://www.traderjoes.com/
		Pfizer Inc.	https://www.pfizer.com/
		Array BioPharma Inc.	-
		Vivet Therapeutics	https://www.vivet-therapeutics.com/en/home
		Merck & Co., Inc.	https://www.merck.com/
		ArQule, Inc.	-
		Themis Bioscience GmbH	-
		BioNTech SE	https://biontech.de/
		Medtronic plc	https://europe.medtronic.com/xd-en/index.html
		Digital Surgery Ltd	https://digitalsurgery.com/
		Johnson & Johnson Services, Inc.	https://www.jnj.com/
		Auris Health, Inc.	https://www.aurishealth.com/
		Google LLC	https://about.google/
		Apple Inc.	https://www.apple.com/
		Facebook, Inc.	https://about.fb.com/
		Microsoft Corporation	https://www.microsoft.com/en-us/about
		Amazon.com, Inc.	https://www.aboutamazon.com/
		GRAIL Inc.	https://grail.com/
		Bezos Expeditions	https://www.bezosexpeditions.com/
		電通ベンチャーズ 1号グローバルファンド	http://dentsu-v.com/
		Verily Life Sciences, LLC.	https://verily.com/
		Alphabet Inc.	https://abc.xyz/
		Novartis AG	https://www.novartis.com/
		Sanofi S.A.	https://www.sanofi.com/
		大塚製薬株式会社	https://www.otsuka.co.jp/
		Tempus Labs, Inc.	https://www.tempus.com/

部	章	企業名	公式HP URL
第3部	第1章	Groupon Inc.	https://www.groupon.com/
		Capsule Corporation	https://www.capsule.com/
		Blink Health LLC	https://www.blinkhealth.com/
		Nimble Rx, Inc.	https://www.nimblerx.com/
		PillPack, Inc.	https://www.pillpack.com/
		American Well Corporation（Amwell）	https://amwell.com/
		Takeda Ventures Inc.	https://www.takeda.com/who-we-are/company-information/worldwide-offices/Takeda-Ventures-Inc/
		Conversa Health, Inc.	https://conversahealth.com/
		Northwell Health	https://www.northwell.edu/
		CareAcademy.com, Inc.	https://careacademy.com/
		Headspace Inc.	https://www.headspace.com/
	第2章	深圳华大基因股份有限公司（華大基因）	https://www.bgi.com/
		北京贝瑞和康生物技术有限公司（貝瑞基因）	https://www.berrygenomics.com/
		燃石医学公司（Burning Rock Dx）	https://www.brbiotech.com/
		百度公司（Baidu）	https://www.baidu.com/
		阿里巴巴集团控股有限公司 （Alibaba Group Holding Limited）	https://www.alibabagroup.com/
		騰訊控股有限公司 （Tencent Holdings Limited）	https://www.tencent.com/
		愛康国賓健康管理集団 （iKang Healthcare Group）	http://www.ikanggroup.com/
		美年大健康产业控股股份有限公司 Meinian Onehealth Healthcare（Group）Co., Ltd	http://www.health-100.cn/
	第3章	Bangkok Dusit Medical Services（BDMS）	https://www.bdms.co.th/
第4部	第1章	日本たばこ産業株式会社	https://www.jti.co.jp/
	第2章	木田バルブ・ボール株式会社	https://www.kvb.jp/
		藤井精工株式会社	http://www.fujiiseiko.com/
		アルケリス株式会社	https://www.archelis.com/
		株式会社ハマダ	http://www.kk-hamada.co.jp/
		福井経編興業株式会社	http://www.fukutate.co.jp/
	第3章	帝人株式会社	https://www.teijin.co.jp/
	第4章	Koninklijke Philips N.V.	https://www.philips.com/global
		富士フイルム株式会社	https://www.fujifilm.com/

◆執筆者略歴

山田 修平

「第1部 第1章　超高齢化により生じる地殻変動」
「第2部 第1章　症状の類型化から価値を変える」
「第2部 第4章　ヘルスケアは『完全な』＋『配慮・治療』」執筆

大手総合電機メーカー、大手コンサルティング・ファームを経て当社入社。これまで製薬企業や機械メーカー、食品メーカー、金融、交通などの業界に対して、中期経営計画や販売戦略の立案、経営企画機能の強化支援、生産改革、大規模なシステム開発を伴う業務改革プロジェクト等に参画。また、ビジネスの変革を実現するためのIT活用戦略の策定および実行支援を多数実施。実行部隊を巻き込んだ具体性のあるソリューション策定および実行支援を得意とする。
慶應義塾大学理工学部卒業。同大学院経営管理研究科修士課程修了（MBA）。

古賀 勝

「第1部 第2章　変化し続けるヘルスケアそのものの定義」執筆

大手電機メーカー研究所、米国大手測定器メーカーと米国大手多国籍コングロマリット企業、外資系コンサルティング会社を経て当社入社。主に製造、ハイテク等の日系企業に対して、成長戦略、M&A戦略、デジタル化支援やデジタル技術に基づく変革支援等のコンサルティングサービスを提供。このほか、市場性・事業性評価支援、新規市場参入戦略立案支援、中期経営計画策定支援、事業計画妥当性評価支援、クロスボーダー案件など豊富な支援実績を有する。
株式会社ピー・アンド・イー・ディレクションズOB・OG。
九州大学大学院システム情報科学研究科博士後期課程修了、博士（工学）。英国Warwick Business School修了、修士（経営管理学）MBA。

荒木 正弘

「第1部 第3章　テクノロジー活用のデファクト化」執筆

外資系コンサルティング会社を経て当社入社。自動車、半導体、飲料、総合商社、IT関連企業など多数の業種において、成長戦略の策定、中期計画策定、業務プロセス改革などのプロジェクトをリード。またM&A戦略の策定および実行支援、新規事業の立ち上げ支援、グローバル成長戦略、グループ組織再編支援など、企業のレバレッジ成長を実現する戦略策定と組織構築を得意とする。
早稲田大学基幹理工学部卒業、同大学院基幹理工学術院数理科学専攻修了。

佐川 嵩徳

「第1部 第4章　あらゆる企業がヘルスケア事業者になる」共同執筆

大手化学メーカーにて次世代濾過膜に関する研究などに従事したのち当社入社。化学、医薬品、石油・ガス、物流、インフラ、食品、通信、大手商社などの各種業界において、中国やインド、東南アジア諸国、米国および南米諸国を舞台とする海外展開戦略や成長戦略の策定、投資ポートフォリオの選定、会計基準導入などの様々な支援を実施。保有する知見に基づく技術関連の専門家として技術の戦略への展開を得意とする。
米国ミネソタ大学ツインシティーズ校理工学部化学工学科・化学科卒業（ダブルメジャー）。

小笠原 知洋

「第2部 第2章　ヘルスケア業界に求められるビジネスモデル転換」執筆

エンターテインメント系企画会社の事業計画の策定、アパレル会社の経営計画策定、大手食品メーカーの製品ブランド再生に向けた定量分析と戦略の策定支援など、多数のプロジェクトに参画。また機械・電機を中心とした製造業から小売業・サービス業まで幅広い業種を対象に100業界以上の詳細な業界調査や、国内外のマクロ市場分析および個別企業の調査分析も多数実施。各種経営指標に関する多変量解析などの膨大なデータを定量的に分析し、課題の発見および解決仮説の導出・検証に強みを持つ。
東京工業大学工学部経営システム工学科卒業、同大学院社会理工学研究科経営工学専攻修了。

伊藤 祐介

「第2部 第3章　リモートヘルスケアの胎動」執筆

広告代理店、コンサルティング・ファーム、ベンチャー企業（Webサービス）を経て当社入社。 消費財メーカー、小売業、サービス業を中心に、中期経営計画策定、成長戦略策定、再生計画策定および実行支援、ビジネスデューデリジェンスなど、数多くのプロジェクトを実施。 特に広告代理店、事業会社におけるデジタルマーケティングの実務経験を活かし、マーケティングROIの向上、顧客体験の設計・刷新など、実効性のあるデジタルマーケティング戦略の立案・実行支援を得意とする。
九州大学芸術工学部卒業。

斎藤 創

「第2部 第5章　ビジネスモデルを変える」執筆

大手シンクタンク、事業会社を経て当社入社。これまで、食品、ヘルスケア、アグリ、金融サービスなどの幅広い業界において、商品開発やプロモーション戦略策定、新規顧客開拓支援などの事業成長支援を実施。新規事業開発支援においてはビジネスモデルの構築から事業パートナーの選定・交渉など事業立ち上げを包括的に支援。また戦略立案だけではなく、事業のKPIの設計および管理、業務改善施策の検討および推進など業務管理に関しても多数実施するなど、成長に向けた戦略立案から実行までの支援経験を豊富に持つ。
早稲田大学大学院理工学研究科修了。

久米 翔二郎

「第3部 第1章　米国に学ぶ『治療から予防へ』」執筆

投資ファンドによるビジネスデューデリジェンスを幅広い業種で経験しており、市場情報の収集・分析やビジネスモデルの評価・分析を多数実施。また外資系企業の日本市場誘致プロジェクト、消費財メーカーの新商品開発プロセス構築の支援、電子機器メーカーにおける新規事業戦略策定プロジェクト等にも従事。
東京大学法学部卒業。

鳥居 壮志郎

「第3部 第2章　中国に学ぶ『ヘルステックによる医療の生産性向上』」共同執筆

中期経営計画策定、マーケティング戦略立案プロジェクトに数多く従事。これまでに携わった案件は、中堅製薬会社の中期経営計画策定、大手ゲーム機メーカーのマーケティング戦略立案、産業財メーカーにおける新製品開発プロジェクトなど。またチェーンストア、アパレルブランドなど、複数のビジネスデューデリジェンスプロジェクトに参画。海外を含めた市場調査プロジェクト経験も多数。
早稲田大学理工学部卒業、同大学院創造理工学研究科修了。

劉 錦明

「第3部 第2章　中国に学ぶ『ヘルステックによる医療の生産性向上』」共同執筆

1989年に中国国務院の国外知力指導グループ事務室、中国国務院の経済政策官庁である国家発展改革委員会に勤務し、マクロ経済研究院科学研究部処長、対外経済研究所国際貿易研究室主任、所長補佐などの職務を歴任。1993年、早稲田大学に留学した後、山一証券課長代理、三和銀行（現三菱UFJ銀行）部長代理、日本ベンチャーキャピタル投資会社であるJAFCOの投資マネジャー、日本M&Aセンターの室長を歴任。中国国務院では市場調査、経済、産業政策、政府計画の作成に参画し、中国の産業と市場の発展状況に精通する。日本で通算 10 年間ビジネスに従事し、株式公開、株式引受、債券取引、投資信託、経営コンサルティング、外貨取引、ベンチャー投資、企業合併買収（M&A）の実務を経験。日中両国で30年にわたる豊富な国際業務経験を持ち、日中両国企業の交流や企業経営・ビジネス運営を支援。現在はピー・アンド・イー・ディレクションズの中国パートナー企業である三創科技有限公司の代表を務める。
山西大学日本語専攻卒業、吉林大学大学院日本言語文学専攻修士課程修了。

Theeraratstit Theerapa

「第3部 第3章　タイに学ぶ『ヘルスツーリズムの現状とこれから』」執筆

弊社のタイを拠点とした東南アジアにおけるリエゾン・メンバー。外食、小売、その他サービス業に加え、電機、IT・情報通信など各業界のプロジェクトに参画。
大手IT企業の東南アジア進出戦略における市場分析および戦略策定の支援、日本のサービス業の東南アジアへの進出ポテンシャル・市場性の評価など、タイ・マレーシア・シンガポール・インドネシアを中心とする東南アジア各国を対象とした市場分析、事業成長戦略の策定支援を実施。
東京大学経済学部卒業、早稲田大学大学院経済学研究科修士課程修了。

木部 賢二

「第4部 第1章　大企業における事業開発：JT、NTT西日本の事例」執筆

船井総合研究所を経て当社入社。
食品メーカー、食品卸、小売量販店、アパレル、飲食、コンテンツ企業など、製造業から小売業、サービス業に至るまで幅広い業界に対する支援を実施。企業買収支援、事業再生、中期事業計画の策定、業務プロセス改革、新規事業の成長戦略の策定などのプロジェクトに携わる。クライアント企業との合弁企業の社外取締役を務める。
東京大学農学部卒業、同大学大学院農学生命科学研究科修士課程修了。

藤原 泰輔

「第4部 第2章　中堅・中小企業におけるヘルスケア事業開発：福井経編興業の事例」執筆

中堅エレクトロニクスメーカー、コンサルティング会社を経て当社入社。ビジネスデューデリジェンスの実施、M&Aの実行支援、ファイナンス・スキームの策定および金融機関との交渉、ベンチャー企業の資金調達の実行支援、研修講師などに従事。また企業買収後のマネジメントに関する論文、半導体や造船などの産業分析、医療マーケティングに関するテキストなどの執筆を多数実施。
一橋大学商学部卒業、同大学大学院商学研究科博士課程単位取得退学。

長谷川 幸生

「第1部 第4章　あらゆる企業がヘルスケア事業者になる」共同執筆
「第4部 第3章　ヘルスケア事業への参入から発展まで：帝人の事例」執筆

富士ゼロックス、ドリームインキュベータおよびPEファンドの出資する自動車部品金型ファブレスメーカーを経て当社入社。これまで、IT・通信、運送、医薬、食品、機械など各業界企業において、中長期事業戦略や新規事業の企画、技術シーズや事業の事業性評価、ベンチャー企業の資金調達などの様々なテーマに対して、戦略策定だけでなく実行フェーズにも参画。また、大手投資ファンド向けビジネスデューデリジェンスの実施など、幅広い分野で支援を実施している。
東京大学教養学部卒業、スタンフォード大学経営大学院（Stanford Graduate School of Business）修了（MBA）。

高嵜 祐輔

「第4部 第4章　ヘルスケア事業を中核に育てる：Philips、富士フイルムの事例」執筆

富士ゼロックスにてセールスレップ、ソリューション事業企画、全社BPRプログラムのプロジェクトマネジメントなどに従事。
当社では、住宅メーカー、アパレルなどの製造業からSI企業、物流企業、中古車販売、食品スーパーなどの流通・小売業界まで幅広い業界を経験。戦略の立案だけでなく、各種新規事業の企画・立ち上げ、マーケティング・インテリジェンスの向上、中国・アジア市場への進出支援など、多数の実行支援型のコンサルティングに従事している。また数多くのビジネスデューデリジェンス、市場調査、エリアマーケティングなどの調査分析プロジェクトを率いている。
一橋大学商学部卒業、慶應義塾大学政策・メディア研究科修士課程修了。

島田 直樹

「まえがき」「あとがき」執筆

アップル、ボストン・コンサルティング・グループ（BCG）、ICGジャパンを経て当社創業。戦略立案および実行支援を、顧客企業との協業型モデルにて提供することで、顧客企業が現実的に成果を出し事業成長することを請け負っている。
国内外の年商1兆円を超える巨大企業から年商100億円未満の未上場企業・オーナー企業に至るまで、またハイテクメーカー、システムインテグレーション業界、金融機関・投資会社などのファイナンス業界、卸・小売・外食などの流通業界、サービス、エンターテインメント業界など200社を超える様々な企業に対して、累計1,000件を超える支援を提供している。
一橋大学商学部卒業、マサチューセッツ工科大学（MIT）スローン経営大学院（Sloan School of Management）修了。

＊本書は、『医薬経済』（医薬経済社）2019年11月1日号～2020年11月1日号の連載「茹で上がる前に跳べ」の原稿を大幅に加筆・修正し、再構成したものである。

変貌するヘルスケア業界

あらゆる企業がヘルスケア事業者に

2021年5月25日　第1版第1刷発行

編　　著　株式会社ピー・アンド・イー・ディレクションズ
発 行 人　林　諄
発 行 所　株式会社日本医療企画
〒104-0032　東京都中央区八丁堀3-20-5 S-GATE八丁堀
TEL03-3553-2861（代）　FAX03-3553-2886
http://www.jmp.co.jp/
装　　丁　高田 康稔（株式会社ensoku）
本文DTP　株式会社明昌堂
印 刷 所　図書印刷株式会社

ISBN978-4-86729-033-0 C0034

定価はカバーに表示しています。